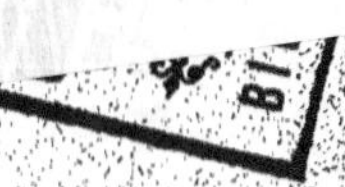

SOCIÉTÉ D'ÉTUDES COLONIALES

BRUXELLES

HYGIÈNE, MÉDECINE ET CHIRURGIE

AU CONGO

LEÇONS DONNÉES A L'ÉCOLE COLONIALE DE LA SOCIÉTÉ

PAR

Le Dr DRYEPONDT

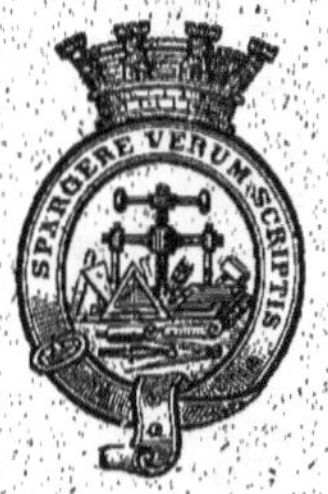

BRUXELLES

IMPRIMERIE DES TRAVAUX PUBLICS

(Soc. an.)

12A, rue des Trois-Têtes, 12A

1895

PRÉFACE [1]

Le présent livre s'adresse, non pas aux médecins, mais aux simples voyageurs au Congo. L'auteur a réuni, sous une forme peu scientifique, d'où il a banni le plus de termes spéciaux possibles, une série de notes médicales qu'il avait eu l'occasion de prendre pendant son séjour à Léopoldville.

Cet ouvrage est donc destiné à être une sorte de Vade-Mecum du voyageur au Congo; celui-ci pourra y trouver les indications nécessaires, s'il lui arrivait le malheur, et, dans l'état actuel des choses, pareil malheur est à prévoir, de tomber malade loin de tout secours médical, ou bien encore, étant en expédition, pourra-t-il rendre service à ses compagnons de route et, peut-être, les sauver.

C'est là le but de l'auteur en publiant ces notes.

Puisse-t-il, dans la mesure de ses faibles moyens, soulager un peu ceux qui peinent là-bas, sur le continent noir, et conserver à la patrie belge quelques-uns de ses braves et héroïques enfants.

---

(1) Les notes qui suivent sont en partie extraites de mon ouvrage : *Guide pratique, hygiénique et médical du voyageur au Congo*, publié par l'État indépendant du Congo, dont le présent travail peut être considéré comme une seconde édition.

HYGIÈNE, MÉDECINE ET CHIRURGIE

dans les régions tropicales et spécialement au Congo

PREMIÈRE PARTIE

Hygiène.

Nous voulons examiner ici, d'une façon rapide et succincte, les précautions hygiéniques utiles à prendre pour diminuer les chances de maladie du voyageur ou du stationnaire au Congo.

Conditions de santé nécessaires pour résister sous les climats tropicaux :

Une bonne santé en Europe et une robuste constitution ; une organisation irréprochable, aucune tare de quelque nature qu'elle soit.

La force physique ne prouve rien ; ce n'est point la forme qu'il faut, c'est le fond. En plus, un excellent moral, et un caractère viril et énergique, ne se laissant abattre ou décourager ni par la maladie, ni par les ennuis.

Il est matériellement impossible de déclarer, en Europe, qu'un individu résistera ou ne résistera pas en Afrique. Rien ne permet d'augurer qu'une organisation sera ou ne sera pas sujette aux accès fébriles ou bien aux accidents intestinaux tels que dyssenterie, etc. Tout ce que l'on peut constater, c'est si le sujet que l'on examine possède, oui ou non, l'étoffe nécessaire pour résister aux pertes organiques que lui occasionneront les diverses maladies qui, très probablement, l'atteindront pendant son séjour là-bas.

C'est pourquoi nous croyons que les hommes trop jeunes, n'ayant pas encore atteint leur entier développement, ne devraient pas aller au Congo. Leur organisation doit encore trop progresser pour qu'ils puissent, sans danger pour leur existence, subir les assauts de maladies aussi profondément débilitantes que les fièvres et la dyssenterie.

De même, un organisme trop âgé ou délabré par les excès ne saurait plus réparer les brèches que ces maladies pourraient lui infliger.

Or, si bien des Africains échappent à la dyssenterie, *il n'y en a pas qui échappent à la fièvre*, et, quand on examine un candidat explorateur, il faut bien s'imprégner de l'idée qu'il sera malade là-bas, au moins pendant les six premiers mois de son séjour, c'est-à-dire pendant son acclimatement.

Il est faux, également, que les maladies de poitrine ne soient pas un empêchement pour l'Afrique; celle-ci n'a aucun point de comparaison avec Nice, Cannes ou Madère. Les brusques et considérables écarts de la température, le manque inévitable de confort, les fatigues de la route ne permettent pas aux poitrinaires le séjour du Congo. À la côte, cependant, où les conditions de confort sont les mêmes qu'en Europe, ils auraient peut-être quelques chances de résister.

Telles sont les conditions premières à remplir, mais il ne suffit pas de les réunir pour espérer réussir au Congo. Il faut encore, par la manière de vivre, en adoptant une *hygiène spéciale* que nous nous efforcerons de définir dans les lignes qui vont suivre, augmenter dans la mesure du possible ses chances d'éviter les maladies et d'y résister.

Et, tout d'abord, il est un mot qui revient à chaque instant dans tous les traités d'hygiène ou de médecine tropicales et dont il nous paraît du plus haut intérêt de donner, avant d'entrer dans l'étude de l'hygiène elle-même, une définition exacte, car ce mot est le nom de l'ennemi le plus redoutable de l'Européen au Congo : nous avons nommé le *paludisme*.

PALUDISME. — *Répartition géographique du paludisme*. — Les habitants de certaines régions du globe sont sujets à des fièvres de nature toute spéciale, qu'on a désignées sous les dénominations les plus variées : fièvres palustres, paludéennes, maremmatiques, telluriques, malariennes, des marais, etc.

Le mot de paludisme a aujourd'hui prévalu.

Le paludisme est une maladie grave, extrêmement répandue; il existe en Europe, en Asie, en Afrique, en Amérique, en Océanie, dans toutes les parties du monde, donc : mais certains pays en sont plus particulièrement frappés.

Très rare dans les pays de l'extrême Nord de l'Europe, il est par contre très répandu en Espagne, en Italie, en Grèce et dans le midi de la France (Camargue et Landes). Dans les Iles Britanniques, où il était assez commun jadis, il tend à disparaître, comme du reste en Hollande et dans nos Flandres; le dessèchement des marais, le drainage du sol et les progrès de la culture ont produit ce résultat. Il est à remarquer que plus on se rapproche de la zone tropicale et plus les accès tendent à revêtir une forme grave.

En Asie, comme en Europe, on remarque une immunité presque absolue pour les régions les plus septentrionales; par contre, le paludisme règne avec une intensité extraordinaire en Asie-Mineure, aux Indes, en Perse, à Ceylan, au Tonkin et en Cochinchine, ainsi que le long du littoral sud est de la Chine, atteignant son maximum d'intensité à l'embouchure du Gange.

En Afrique, la côte occidentale, surtout celle du golfe de Guinée, paraît la plus dangereuse; mais, comme dans toutes les autres régions tropicales, le paludisme, sauf dans les endroits assez élevés et par conséquent plus froids, se trouve à peu près partout.

Dans l'État du Congo, on a pu, certes, distinguer des régions plus particulièrement malsaines (telles certaines parties du Mayombé); mais, à part les chaînes de faîtes du Katanga et du Koango, on n'a guère signalé de localités indemnes.

Sur le nouveau continent nous retrouvons la situation déjà signalée pour l'ancien. Parties septentrionales indemnes et paludisme augmentant à mesure qu'on s'approche des tropiques. Les plateaux intérieurs des deux Amériques, étant fort élevés, jouissent de l'immunité.

En Océanie, les îles malaises et de la Sonde (Java, Bornéo, Sumatra, Molluques et Philippines) peuvent, au point de vue de l'intensité et de la fréquence du paludisme, être comparées aux Indes; par contre, le restant de l'Océanie et l'Australie sont presqu'entièrement épargnés; en Tasmanie et à la Nouvelle Zélande, *malgré un sol marécageux*, le paludisme est presqu'inconnu.

Causes du paludisme. L'augmentation de la température, d'après ce que nous venons de voir, paraît donc devoir entrer en ligne de compte dans la production du paludisme; d'autre part, on a remarqué que les habitants des contrées marécageuses, humides, incultes, étaient principalement atteints par le fléau. La sécheresse paraît diminuer la fréquence des accidents; mais il faut bien remarquer, et la géographie des domaines du paludisme que nous venons de décrire en est bien la preuve, que la *présence de marais n'est pas indispensable pour engendrer le paludisme;* de même que l'on trouve *des pays à marais à peu près indemnes ou paraissant tout au moins jouir de l'immunité.*

Cependant si le marais n'est pas indispensable, il faut, néanmoins, que le *sol soit humide*, et la *présence du sol* est nécessaire, car le *paludisme ne se développe pas sur des navires au large.*

La température et l'humidité seules ne sont donc point suffisantes; c'est leur action combinée sur un sol de nature spéciale, favorable, qui amène la production et la multiplication du microbe paludique, car, nous le verrons tout à l'heure, le paludisme est dû à un microbe.

Au Congo, tout spécialement, il y a lieu de remarquer que les miasmes malariaux ne proviennent pas tant des marais que des émanations du sol même, car la fièvre existe tout aussi bien dans des endroits où il n'y a pas trace de marais que dans les parties marécageusess, bien que, indiscutablement, ces dernières soient les plus dangereuses.

Nous croyons que la richesse végétale du pays, ayant eu, avec le temps, pour résultat de couvrir le sol d'une couche épaisse d'humus vierge, a produit aussi un milieu infiniment favorable au développement, à la culture des microbes du paludisme, culture favorisée par la chaleur et l'humidé.

M. le docteur Roux, auteur d'un excellent traité sur les maladies tropicales, avance, au sujet de l'absence totale de marais, dans des pays notoirement connus comme étant des foyers de fièvres, une hypothèse qui nous parait très acceptable, et n'exclut nullement celle de la terre vierge, cause du paludisme.

M. le docteur Roux croit que dans ces pays la couche imperméable du sol est située à peu de profondeur et qu'ainsi, un certain degré d'humidité est toujours maintenu à peu de distance de la surface, circonstance à la fois favorable à la production des miasmes et à la fertilité du sol; les deux théories, loin de se combattre, se corroborent plutôt et se complètent l'une par l'autre; celle de M. le docteur Roux explique parfaitement comment à la saison sèche, on peut constater des infections, des fièvres de nature paludique.

Au Congo, en plusieurs endroits, nous avons, du reste, constaté qu'en effet, la couche imperméable est située peu profondément.

Les moments où la malaria sévit avec son maximum d'intensité correspondent avec les variations de saison; ainsi, au début de la saison des pluies (octobre-novembre, pour le bas-Congo), les premiers orages, arrosant le sol desséché, ravivent brusquement les germes épuisés par la sécheresse et une poussée énergique se produit; au commencement de la saison sèche, au contraire (mars-avril dans le bas-Congo), il faut, pensons-nous, incriminer les crevasses qui se forment et les premières poussières.

Altitude dans ses rapports avec le paludisme. Dans la plupart des pays paludiques il a été démontré, par l'expérience et par l'observation, que les emplacements relativement élevés jouissent d'une immunité d'autant plus grande, que l'on s'élève d'avantage. Cette influence de l'altitude s'explique à la fois par l'abaissement de la température, et l'écoulement facile des eaux qui ne stagnent pas.

Mais, au Congo, à part certains hauts sommets de la ligne de faîtes du Nil, du Katanga et du Koango, il n'y a pas d'élévations assez considérables pour mettre les agents à l'abri de l'infection paludique.

Au contraire, l'expérience a démontré, à l'évidence, que les petits plateaux du Congo connu, si recherchés au début par ceux qui fondaient des stations, étaient des emplacements détestables, balayés qu'ils sont par les dangereux vents froids de la saison sèche, qui provoquent si fréquemment les complications graves des accès paludiques; tels Manyanga Nord et l'ancien Léopoldville qui sont les deux endroits du Congo où la mort et la maladie ont exercé le plus de ravages.

L'ancien Léopoldville était perché au sommet du mont Léopold, au lieu d'être à mi-côte, comme aujourd'hui; or, mon honoré et savant prédécesseur à cette station, M. le docteur Mense, fut obligé, devant les pertes qu'éprouvait le personnel, de faire évacuer entièrement le plateau et de transporter la station à l'endroit où elle est aujourd'hui, à mi-côte.

Aux bords du fleuve même, des établissements et stations ont été placés par les besoins du commerce et autres nécessités, et le séjour de ces stations n'a pas été, il s'en faut, plus meurtrier que celui des postes situés plus à l'intérieur.

Il faut cependant éviter les endroits où, lors des crues, la rivière produit des inondations assez étendues, car, dans ce cas, lors du retrait des eaux, il se forme de véritables bourbiers ou marécages.

Quand donc, par la force des choses, on se verra dans la nécessité d'installer une habitation, station, mission ou factorerie près d'un cours d'eau, on choisira toujours, de préférence, un emplacement où la berge a une inclinaison sensible.

Le paludisme est dû à un microbe, avons-nous dit plus haut.

C'est à M. le docteur Laveran, médecin principal de 1re classe de l'armée française, professeur à l'école du Val-de-Grâce, que revient l'honneur de l'avoir découvert.

Ces microbes existent dans le sang des individus atteints de fièvre paludique et sont donc des hématozoaires (animaux vivant dans le sang).

Le professeur Laveran a constaté que leur nombre était le plus considérable au début des accès.

Ces microbes se présentent sous quatre formes différentes qui ne sont que les diverses transformations d'un même animal, analogues à celles du papillon qui se présente sous la forme de larve, de chrysalide et d'animal parfait :

1° On trouve, à l'examen microscopique, accolés aux hématies ou globules rouges du sang, de petits corps sphériques renfermant souvent des granulations pigmentées, noirâtres (fig. 1).

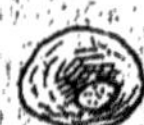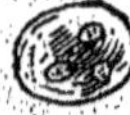

Fig. 1.

2° On trouve aussi des corps sphériques, libres, à granulations pigmentaires ; ces corps sphériques sont du même volume que les globules rouges (fig. 2).

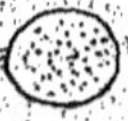

Fig. 2.

3° Il existe aussi des corps en forme de croissants (fig. 3).

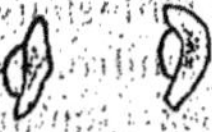

Fig. 3.

4° Enfin, on découvre des flagella ou filaments, que l'on peut trouver à l'état libre ou accolés à des corps sphériques, au nombre de un ou plusieurs.

Cet hématozoaire qui est tué par le sulfate de quinine, est bien l'agent qui cause l'empoisonnement paludique ; car il n'a jamais été trouvé chez des sujets autres que ceux atteints de paludisme.

De plus, l'inoculation du paludisme d'homme à homme, par

injection intraveineuse de sang renfermant des hématozoaires de Laveran est venue confirmer cette opinion.

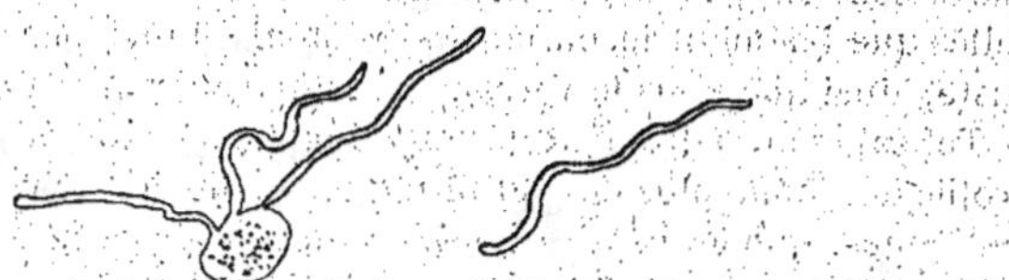

Fig. 4.

Comment le microbe pénètre-t-il dans l'organisme humain?

On ne peut répondre à cette question que par des hypothèses; car, si on a trouvé le microbe, on n'a pu encore le cultiver, ni même le découvrir dans les milieux extérieurs.

On ignore donc quelle est la forme sous laquelle il pénètre dans l'économie et la façon dont il y pénètre.

« Il paraît probable, dit Laveran, de l'ouvrage duquel nous avons tiré beaucoup des renseignements que nous donnons sur cet hématozoaire, qu'il existe dans les milieux palustres à l'état de parasite de quelque plante ou de quelque animal. »

Outre les quatre formes que nous avons décrites plus haut, le microbe du paludisme en revêtirait une cinquième qui, jusqu'à présent, a échappé à toutes les recherches.

Le savant français ajoute qu'il croit que les moustiques jouen probablement un rôle dans la propagation du paludisme. « Quoi qu'il en soit, dit-il, on admet généralement que l'infection se fait par l'air, si bien que le mot malaria, qui signifie mauvais air, est devenu synonyme de paludisme. »

« Des faits nombreux, ajoute-t-il, tendent à démontrer que l'infection peut aussi se faire par l'eau potable. »

Y a-t-il une immunité d'âge, de sexe ou de race au paludisme?

Ni l'âge, ni le sexe ne mettent à l'abri des atteintes du mal, mais à l'âge fait, de 25 à 35 ans, la résistance est indiscutablement plus grande non pas à la pénétration du microbe, mais à son influence néfaste.

Quant au sexe, il a fort peu d'influence en matière de paludisme.

La race blanche paraît être, de toutes, celle sur laquelle ce dernier à l'action la plus nocive; la race noire, au contraire, paraît douée de la plus grande somme de résistance contre lui. Mais aucune race ne jouit de l'immunité.

Il y a lieu de remarquer cependant que si les noirs, tout comme les blancs, subissent les atteintes de la fièvre paludique, ils paraissent être, d'autre part, réfractaires aux complications graves, telles que l'hématurie, ou mieux l'hémoglobinurie, ce qui est le mot juste, ainsi que nous le verrons en temps et lieu.

Tel est, sommairement décrit, ce paludisme qui fait dans les pays tropicaux bien plus de victimes que les flèches ou les fusils des indigènes, que les serpents et les animaux féroces.

Nourriture. — *Influence du régime alimentaire sur le paludisme.*

Le régime alimentaire, à part la question de l'eau potable, ne peut avoir que fort peu d'influence sur l'impaludation en elle-même, c'est-à-dire qu'on absorbe toujours une quantité donnée de microbes et que le régime peut difficilement varier cette quantité; mais il en a une énorme sur les manifestations de la maladie, sur la résistance à l'empoisonnement paludique et sur les conséquences de cet empoisonnement et leur gravité. Plus l'organisme est bien armé pour la lutte, et mieux il est à même de résister. Le régime alimentaire devra donc tendre à fortifier l'individu dans la mesure du possible, sans aucun excès pouvant amener une indigestion (car toute maladie met le sujet en état d'infériorité).

Quelle doit donc être l'alimentation au Congo?

Il faut, pour résoudre cette question, tout d'abord se pénétrer de cette grande vérité qu'au Congo, dans l'état actuel des choses, on donne une somme de travail au moins aussi grande qu'en Europe; or, cette somme de travail est fournie aux dépens de l'organisme, dont les pertes, indiscutablement, à travail égal, sont plus fortes en Afrique qu'en Europe, ne fût-ce qu'à cause de l'énorme déperdition de sueur qu'entraîne avec lui tout mouvement.

D'autre part, il n'est pas moins vrai que sous l'influence de la température élevée, la puissance digestive diminue et l'appétit est moindre.

Enfin, il est indispensable de tenir compte de la quantité de calorique que peuvent développer les aliments ingérés; il ne faudra pas introduire dans l'économie trop d'éléments combustibles, c'est-à-dire trop de carbone.

La graisse, composée d'hydrocarbures, génératrice de chaleur par excellence, doit être supprimée, d'autant plus que les aliments gras exigent, pour être digérés, un trop grand effort du foie et des autres annexes du tube digestif, lesquelles ne sont que trop sujettes, dans les régions tropicales, à des congestions et inflammations.

Le problème se pose donc ainsi : Quel est le moyen de donner la quantité de nourriture vraie la plus considérable, qui exigerait de l'appareil digestif le minimum d'efforts pour être assimilée et donnera lieu à la plus petite quantité de chaleur possible.

« Le meilleur régime, dit Arnould, est celui qui compense les inconvénients des végétaux par les avantages du régime à la viande et réciproquement », c'est-à-dire qu'*il faut dans les pays chauds user d'un régime où les légumes sont sagement mêlés à la viande ;* car la viande est l'aliment qui répond le mieux à notre question, tandis que les végétaux exigent une digestion laborieuse due à l'énorme volume des aliments absorbés, volume qui donne lieu à des selles considérables, ce qui a bien son importance dans un pays à diarrhées et dyssenteries.

Les viandes et poissons renferment proportionnellement le plus d'azote pour le moins de carbone, tandis que dans le règne végétal, si certains légumes, tels que pois et haricots, blés et gruaux sont presque aussi riches en azote que les viandes, ils renferment du carbone en proportion quatre ou cinq fois plus forte que celle-ci ; les autres moins riches en éléments combustibles, sont aussi fort pauvres en azote. Or, l'élément azoté est le *sanguifiant* par excellence (*Manuel d'hygiène coloniale*, de l'Union coloniale française).

Le régime purement animal doit cependant être mitigé par l'addition de légumes, surtout féculants (pommes de terre) ou herbacés, car l'estomac s'en fatiguerait trop vite et les végétaux renferment, du reste, des éléments indispensables à la nutrition que les viandes ne contiennent pas, tout au moins en quantité suffisante, sans compter qu'une nourriture trop azotée amène la production de furoncles, d'eczémas et autres affections cutanées, et l'on sait si celles-ci sont fréquentes et rebelles dans les pays chauds ; mais le régime purement végétal ou bien est trop riche en hydrocarbures, ou bien n'est pas assez substantiel, c'est-à-dire assez riche en azote pour réparer les brèches faites à notre organisme par les fatigues et la maladie.

Dès lors, l'organisme n'a plus la force voulue pour lutter contre un nouvel accès. L'anémie, en effet, n'est nullement, comme d'aucuns l'ont pensé, favorable à l'acclimatement.

« On doit abandonner cette théorie qui semble rencontrer encore
» de nombreux adhérents qui, voyant en l'anémie le premier pas
» vers l'acclimatation, cherche à favoriser la genèse de cet état,
» et, pour arriver à ce but, déclare utile dans les pays chauds de
» soumettre l'individu à une nourriture légère, végétale. Mettre

» une pareille loi en pratique, c'est oublier que dans ces contrées
» on rencontre assez de causes spontanées d'affaiblissement sans
» devoir encore les provoquer. » (D⁵ DUPONT, *Camp de l'Arouw-*
» *himi.*)

Il faudra, au contraire, lutter contre la langueur d'appétit et la
paresse stomacale et intestinale, résultat du climat torride.

En station, nous avons pu fréquemment observer, personnellement, que quand le malheur voulait qu'il y eût disette de viande, le
nombre des malades augmentait d'une manière des plus sensibles,
et, cependant, jamais on ne manquait de végétaux (patates douces,
bananes, manioc, etc.).

Les partisans du régime végétal dans les pays chauds ont voulu,
pour défendre leur théorie, se baser sur l'alimentation des indigènes. Or, c'est là un point de départ bien peu solide, car, à côté de
peuplades qui vivent, en effet, avant tout de végétaux, il en est
d'autres dont la nourriture est exclusivement animale; disons
même que c'est là le cas de presque tous les indigènes du haut
Congo, et chaque fois que l'indigène le peut, c'est-à-dire que les
ressources du pays le lui permettent, nous voyons le régime animal
remplacer le végétarisme qui n'est pratiqué que par nécessité,
quand la viande est rare dans la région.

La théorie de l'indigénation qui consiste à dire que, partout et
toujours, il faut se nourrir comme l'indigène, est aussi fausse que
celle qui déclare qu'il ne faut rien changer à la manière de vivre
d'Europe, comme si tout, température, travail, fatigue, conditions de vie, n'avaient pas subi des modifications profondes et
complètes.

En mettant le pied sur la terre africaine, il faut rompre avec le
passé et l'oublier pour commencer une vie où tout est nouveau,
hommes et choses; c'est ce dont le nouvel arrivé doit bien se
pénétrer.

Cuisine. — Nous avons dit qu'il fallait lutter contre la langueur
d'appétit et la paresse stomacale et intestinale, c'est-à-dire qu'il
faut avant tout que les aliments soient appétissants, et qu'il est
indispensable d'accorder les plus grands soins à leur choix et à leur
préparation.

Pour ce qui concerne le choix des aliments, la préférence doit
toujours, autant que possible, être accordée aux vivres frais. Les
conserves, si bonnes, si fines puissent-elles être, sont toujours
moins assimilables, moins digestibles et fatiguent très rapidement
l'estomac qui, au bout d'un temps fort court, répugne même à ce

genre de nourriture. Les vivres frais devront donc toujours être préférés aux conserves ; or, généralement, les vivres frais ne manquent pas et nombre de produits tropicaux, tant animaux que végétaux, peuvent parfaitement remplacer tel et tel produit européen similaire.

Non pas que nous jugions qu'il faut bannir absolument toute conserve de l'alimentation au Congo. Loin de là, souvent les conserves sont utiles ; ce que nous combattons c'est l'usage absolu des viandes et légumes conservés à l'exclusion des ressources locales, ce qui est un non sens à tous les points de vue ; mais nous sommes les premiers à reconnaître que de temps à autre, la présence d'une conserve européenne sur nos tables congolaises, faisait à nous tous le plus grand plaisir.

C'est donc l'abus seulement que nous combattons.

L'ordinaire du Haut-Congo est généralement composé de chèvres et de poules.

La viande de chèvre forme une nourriture à laquelle on se fait très bien, très préférable, nous l'avons dit, aux conserves, quelque bonnes qu'elles soient.

Quant aux poules, qui sont communes au Congo, elles sont petites et maigres et l'on n'éprouve nulle difficulté à en absorber une à chaque repas.

Parmi les viandes comestibles, il convient encore de ranger la *viande de porc.* Le porc congolais est noir de peau ; il est peu gras et sa chair n'est pas mauvaise ; mais il est très souvent infecté de ladrerie, c'est-à-dire qu'il renferme en masse des germes de tœnias ou vers solitaires. On fera donc bien de ne manger du porc que dans les stations où il y a un médecin.

Dans le cas de ladrerie, la chair, surtout celle des fesses, est parsemée de perles gélatineuses blanches ; c'est le germe du « proglothis » enkisté, qui absorbé par l'homme deviendra le ver solitaire ; celui-ci est un hôte au moins aussi désagréable en Afrique qu'en Europe. Les noirs ne s'inquiètent guère de la présence de ces germes ; mais il faut attribuer leur indifférence au fait qu'ils font bouillir la viande à fond ou rôtir jusqu'à raccornissement, le tænia étant tué par semblable procédé culinaire ; mais il n'en est pas de même pour nous, blancs, qui aimons bien un rôti un peu saignant.

Nous ne citerons que pour mémoire la chair de l'*hippopotame,* de l'*éléphant,* du *buffle,* de l'*antilope,* etc., toutes excellentes ; ainsi que les nombreux gibiers de plume : perdrix, pintades, etc., que l'on trouve dans le pays. Mais, si l'on veut en goûter, il vaut mieux confler son fusil à un nègre bon tireur, car, généralement, en fait de gibier, le blanc n'attrape que la fièvre.

Sur la route des caravanes, les *œufs* faisant l'objet d'une demande acharnée, sont rares et chers.

Le *lait* de chèvre n'existe pas chez les indigènes qui ne traient pas leurs bêtes. Celles-ci ne donnent du reste que très peu de lait et il n'y a guère que dans les petites stations, où il y a peu de blancs et possédant un troupeau que l'on peut se payer le luxe de lait frais.

On envoie dans les stations du lait conservé de différents types.

Le meilleur est, à notre avis, le lait condensé suisse. Nous conseillons fortement aux débutants en Afrique, surtout à ceux qui vont dans le Haut-Congo, d'être très ménagers de leur lait, car, si la dyssenterie vient à les atteindre, ce sera bien souvent par lu qu'ils seront sauvés ! Qu'ils en gardent donc toujours en réserve !

Une grande ressource alimentaire au Congo est le *poisson*, généralement excellent et de toute première qualité.

Quant aux *légumes indigènes* ils sont fort nombreux, ceux qui peuvent être utilisés ; sans compter que dans les stations on est parvenu à cultiver presque tous les légumes européens.

Nous renvoyons, pour ce sujet, à la partie du présent guide où il est question de ces produits du sol africain.

La cuisine au beurre est pour nous, Belges, la meilleure de toutes les cuisines ; elle devra donc être préférée à toute autre. Le beurre, de fort bonne qualité généralement, est envoyé au Congo en tines de fer blanc et y parvient en fort bon état ; mais on n'en reçoit pas toujours assez et alors, force est bien de se servir d'huile, de saindoux, de graisse d'hippopotame, d'huile d'arachides ou d'huile de palme ; mais il ne faut avoir recours à ces moyens que quand le beurre fait défaut.

On fait, au moyen des noix de palme fraîches, un plat assez recherché appelé « moambe » : on fait étuver de la viande, soit de poule, soit de chèvre dans l'huile extraite de noix de palmes fraîches, bouillies On décante la partie trop huileuse. On assaisonne fortement de poivre, sel et piment. C'est un plat qui est très bon pour varier l'ordinaire ; mais, quand on veut se servir d'huile de palme pour fritures, nous conseillons beaucoup de ne pas l'employer telle quelle car elle rancit rapidement en se caséïfiant ; il vaut mieux la laver et la débarrasser des nombreuses impuretés qu'elle contient en la faisant bouillir et en la précipitant dans l'eau froide. Après refroidissement on décante. En recommençant deux ou trois fois cette opération, on aura une huile qui ne rancira plus aussi vite et qui aura meilleur goût.

Fruits. — Il faut se défier des abus qui peuvent amener des indigestions. C'est leur seul inconvénient.

Il n'y a pas de fruits fiévreux comme on l'a prétendu, mais l'indigestion prédispose à la fièvre, à la dyssenterie et leur prépare le terrain.

Or, on n'est que trop tenté d'abuser des fruits pour se désaltérer et nous avons vu plus d'une fois, pour notre part, des agents fort surpris d'être indisposés après avoir absorbé trois ou quatre ananas, par exemple.

Qu'ils essayent un peu, sous notre climat, d'en faire autant et ils verront bien s'ils ne seront pas malades!

Les fruits sont donc bons, mais à la condition d'en user avec modération et nous recommandons de suivre les préceptes du proverbe qui dit que dans les pays chauds : *les fruits sont d'or le matin, d'argent à midi et de plomb le soir.*

Parmi les fruits congolais, il faut citer entre tous la banane « qui » par la quantité de fécule qu'elle contient, offre des ressources » alimentaires qui la placent au-dessus du rang des autres fruits. » TREILLE, *De l'acclimatation des Européens dans les pays chauds.*

Les autres fruits sont plutôt du dessert que de l'aliment proprement dit; mais « pris à petites doses ils excitent la sécrétion du suc » gastrique, facilitent le jeu intestinal et donnent aux gardes-robes » la consistance molle que la perte d'eau sudorale a trop de tendance à leur enlever ». TREILLE, *De l'acclimatation des Européens dans les pays chauds.*

Reste maintenant à examiner la question des *condiments* qu'il faut diviser en épices et en condiments acides ou pickels. Certes, ces derniers excitent l'appétit ; mais cette excitation est artificielle et l'estomac ne tarde pas à en subir le contre-coup. Le meilleur excitant, nous l'avons dit, est une cuisine appétissante. L'usage des pickels et des pikalilis ne tarde pas à déterminer des aigreurs, du pyrosis ou, pour nous servir d'un mot usuel, du « brûlant », et nous croyons qu'ils ne doivent que rarement figurer au menu des repas, au Congo. Il n'en est pas de même des épices et piments qui sont d'utiles auxiliaires pour faciliter la digestion.

Les piments ou pilli-pillis sont fort en usage dans l'ordinaire des habitants du pays. Dans le cas où le poivre viendrait à faire défaut dans les approvisionnements le pilli-pilli peut fort bien le remplacer. La forme dans laquelle on le rencontre le plus fréquemment est celle d'un petit fuseau, long de cinq à dix centimètres, vert quand le piment est jeune, rouge quand il est arrivé à maturité ; vert, il est plus fort que rouge.

Régularité des repas.

Dans notre pays, sous nos climats tempérés, l'irrégularité dans les repas a, indubitablement, une influence des plus malfaisante sur la digestion et principalement sur l'estomac.

Si complaisant que soit cet organe, il ne peut supporter longtemps les écarts dans les heures de repas et son impatience ne tarde pas à se traduire sous la forme de fort désagréables gastrites.

A plus forte raison en sera-t-il de même dans les pays chauds où l'estomac et le tube digestif sont si facilement éprouvés ; aussi la plus grande régularité dans les heures de repas sera-t-elle de rigueur.

Heures des repas.

Déjeûner. — « Tout le monde, dit L. Collin, est d'accord, en pays
» malarien, sur ce point, que la résistance de l'organisme sera
» assurée par la prescription absolument réglementaire d'un repas
» chaque matin avant le commencement du travail ; nous disons un
» repas, afin qu'il soit bien entendu qu'il ne s'agit pas d'une de ces
» collations légères en usage chez les ouvriers et se réduisant sou-
» vent à un morceau de pain et à un verre de vin ou de liqueurs,
» mais bien d'un plat relativement substantiel et chaud, comme
» une soupe, dont le bouillon peut être avantageusement remplacé,
» ainsi que le fait a lieu dans notre armée d'Afrique, par une
» infusion de café. »
La raison de cette prescription est que « l'absorption est plus
» active à jeun et qu'alors l'organisme est plus ouvert, pour ainsi
» dire, aux miasmes qui se dégagent avec plus d'activité aussi, et
» séjournent dans le brouillard du matin. » *(Manuel d'hygiène,*
de l'Union coloniale française.)

Il ne faut donc jamais, au Congo, se passer de nourriture le matin, à son lever. L'heure du déjeûner doit donc être fixée immédiatement après celle du lever.

Ce repas doit ne pas se borner à une simple tartine, car le plus souvent, c'est le matin que le travail bat son plein, avant que le soleil ne soit brûlant. Le déjeûner devra se composer de café, pain, œufs si possible, et c'est pour ce repas que l'on fera bien de réserver le jambon et les langues qui sont expédiés d'Europe ou bien, à leur défaut, un morceau de poule ou de chèvre de la veille.

Il n'est pas difficile aussi de faire, pour servir à ce repas, des daubes de poissons du Congo. « L'habitude espagnole, du *chocolat*, le matin, au lever, est excellente également, surtout pour les gens habituellement sujets à la constipation ; mais l'effet laxatif du chocolat est à courte portée et il faut savoir obéir à son premier appel. » (*Guide* de NICOLAS, LACAZE et SIGNOL.)

Il est difficile, au Congo, de faire un nouveau repas avant midi, car, en interrompant le travail vers neuf heures, par exemple, on s'expose à perdre un temps précieux dans le court espace de la journée où la température n'est pas trop exagérée.

Cependant tous les estomacs ne supportent pas une collation sérieuse immédiatement après le lever et nombreux sont ceux qui ne peuvent absorber autre chose qu'une tasse de café et un morceau de pain en se levant. A ceux-là, il sera toujours facile d'emporter avec eux, ou de se faire apporter par leurs boys, quelque chose de plus substantiel qu'ils pourront manger sur place à l'heure qui convient à leur constitution spéciale.

Le repas de midi, pris au moment de la plus grande chaleur du jour, doit être ce que l'on appelle dans nos pays, un déjeûner à la fourchette : un bon plat de viande avec légumes et pommes de terre (ou analogues) suivi d'un dessert et d'une bonne tasse de café.

Le repas du soir, ou dîner, ne se fera qu'après le coucher du soleil, six heures et demie ; il sera plus copieux : soupe et deux plats de viande ou un plat de poisson et un plat de viande, toujours avec légumes et pommes de terre.

L'ordre des repas, ci-dessus décrit, est du reste celui qui est généralement adopté dans toutes les stations ou factoreries du Congo.

Boissons. — La question des boissons est une des plus importantes de l'hygiène tropicale.

« En général, dans les pays chauds, il faut boire le moins possible
» et résister à la soif autant que l'on peut. On y gagne d'avoir moins
» soif et de moins transpirer. Les boissons, quelles qu'elles soient,
» entretiennent la soif en ce qu'elles provoquent la transpiration,
» qui est une perte d'eau débilitante, et le besoin de boire pour
» réparer cette perte. C'est un cercle vicieux. » *(Manuel d'hygiène coloniale*, de l'Union coloniale française.)

Il faudra donc s'efforcer de résister à la soif, suite naturelle des pertes sudorales et, lorsqu'elle se fait trop vivement sentir, imiter le procédé des noirs, qui se contentent de se rincer la bouche avec

de l'eau fraîche qu'ils n'avalent pas. « Le besoin de boire, qui carac-
» térise la soif, a plutôt son siège dans la bouche, bien que l'eau
» réparatrice soit réclamée par tout l'ensemble du corps. » (*Manuel
d'hygiène coloniale*)

On pourra aussi boire « à petits coups », mais on se gardera de
boire, à longs traits, de l'eau glacée. Inutile du reste que je m'appe-
sentisse sur ce sujet, ces précautions à prendre lorsque l'on est en
transpiration (et c'est presque toujours le cas en Afrique) sont connues de tout le monde et chacun connaît les dangers auxquels on
s'expose en ingérant brusquement des boissons trop fraîches, le
corps étant en sueur. Depuis notre plus tendre enfance, nos mères
nous ont signalé le danger, et ce n'est pas au Congo qu'il faut se
départir des règles prudentes qui nous ont été enseignées alors.

« Le meilleur moyen d'étancher la soif, dit Fonssagrives, c'est de
ne pas boire entre les repas. »

C'est une habitude à prendre ; au début on éprouve quelques
difficultés, mais on réussit assez facilement à les vaincre.

Il est recommandable de prendre, le matin, en se levant, un verre
d'eau froide ; on répare ainsi les pertes sudorales et la température
extérieure est encore assez fraîche pour que l'ingestion de cette eau
n'amène aucune réaction qui puisse produire une nouvelle poussée
de sueur en annihilant tout l'effet bienfaisant.

Eau. — Contrairement à ce que l'on pense généralement, on
trouve beaucoup de bonnes eaux au Congo et, sur presque toute la
route des caravanes, on peut, sans trop de craintes, boire l'*eau des
sources* qu'on rencontre si on la prend à la source même ; mais il
n'en est pas de même partout et dans certaines stations, le manque
d'eau de bonne qualité a eu une influence des plus pernicieuses sur
la santé des agents.

L'État indépendant a fait construire sur la route, de trois en trois
heures généralement, des huttes ou maisons en paille, très spa-
cieuses, munies de vérandahs protectrices, et qui sont sous la garde
d'un soldat noir. Ce soldat outre qu'il est chargé de l'entretien de la
maison, est tenu de fournir aux voyageurs de l'eau potable. Ces
postes sont tous établis dans le voisinage de sources. C'est là une
mesure excellente et dont il faut avoir éprouvé les bienfaits pour
bien l'apprécier.

L'eau des rivières à fond rocheux ou sablonneux est généralement bonne, mais il faut la prendre plutôt au-dessus des villages
qu'en dessous, et, quelquefois, la filtrer à cause des feuilles, débris
végétaux et autres impuretés qu'elle pourrait contenir.

L'eau des rivières torrentueuses renferme trop d'impuretés entraînées et exige un filtrage plus soigné. Dans le cas où un filtre convenable ferait défaut, nous conseillons de n'en prendre que sous forme de thés ou café légers; l'eau, simplement bouillie, ayant un goût fade assez désagréable.

Il en est de même pour *les eaux boueuses et marécageuses*, quand le malheur veut qu'on soit obligé de s'en contenter et qui ne doivent, comme l'*eau du Congo* lui-même, être consommées que bouillies.

Ces précautions ne visent pas tant les fièvres que les maladies intestinales; nous avons vu que les fièvres ont plutôt une origine tellurique, c'est-à-dire qu'elles proviennent des émanations du sol même.

Notons, en passant, qu'il est inexact que l'addition à l'eau d'une certaine quantité d'alcool y tue les germes morbides.

L'eau qui doit servir à la toilette et à la cuisine doit, tout comme l'eau potable, être de bonne qualité.

Filtres. — Les petits filtres dits de campagne sont insuffisants et inutiles. Les stations sont généralement munies de grands filtres. En somme, nous estimons de bonne précaution d'avoir avec soi un ou deux filtres Chamberland, système Pasteur, qui sont peu encombrants et qui, pour le cas où l'on serait envoyé en poste, peuvent rendre de réels services.

Alcool. — Faut-il ou ne faut-il pas prendre de l'alcool au Congo, ou bien l'usage modéré en est-il permis?

Il ne faut jamais boire d'alcool dans la journée, quand on peut devoir s'exposer aux rayons du soleil; mais nous ne voyons aucun inconvénient à prendre, le soir, une goutte, sans abuser. L'alcool, pris raisonnablement, dans ces conditions est un bon tonique;

Mais il est certain que l'intempérance et l'ivrognerie ont, sur l'état de santé des Européens, une influence des plus nocives et dans ces conditions il est exact de dire que l'alcool est mortel.

Vin. — A condition que la boisson ainsi dénommée soit bien du vin de raisin, elle est hautement recommandable à cause de ses propriétés toniques et digestives, à condition de n'en pas abuser et de n'en prendre qu'avec les repas.

Le vin contient les principes suivants :

1° De l'eau;

2° De l'alcool (8 à 20 p. c.);

3° Du sucre;

4° De la gomme;

5° De l'extractif qui provient en partie des raisins;

6° Des acides acétique, tannique et carbonique;

7° Du bitartrate de potasse;

8° Des tartrates de chaux, d'albumine, de potasse;

9° Du chlorure de sodium;

10° Du tannin;

11° Une matière colorante rouge, une matière colorante bleue et une matière colorante verte;

12° De l'éther œnantique qui donne au vin son parfum;

13° Une matière mucilagineuse extractiforme (BECQUEREL, *Traité d'hygiène*).

En un mot, il contient des substances alcooliques, aromatiques, salines, sucrées, etc., dont quelques-unes sont véritablement alimentaires. Au surplus, ne fût-ce que par son action sur le moral et le caractère des individus qu'il émoustille et égaie, le vin est des plus utile et des plus bienfaisant.

Il est toutefois à recommander de ne le prendre que coupé d'eau.

Les missionnaires protestants, anglais ou américains sont presque tous des *teatowtlers*, c'est-à-dire adversaires de l'alcool sous quelque forme qu'il se présente et ne boivent jamais de vin.

Or, malgré que, indiscutablement, le confort dont ils jouissent soit généralement plus grand que celui des agents de l'État ou des compagnies et que leur besogne soit moins pénible, la mortalité, chez eux, a été, sinon supérieure, au moins égale à celle de ces derniers et leur abstinence ne les a nullement sauvés des fièvres et de leurs complications pernicieuses, pas plus qu'elle ne les a préservés des diarrhées ou de la dyssenterie. On peut donc conclure que si l'abus des alcooliques est extrêmement pernicieux, en user modérément et raisonnablement surtout, ne peut faire le moindre tort et qu'ils peuvent même être considérés comme utiles dans une certaine mesure.

Boissons fermentées indigènes. — Les deux plus répandues sont le *malafou* et le *massanga*.

Le *malafou ou vin de palmier* n'est autre que la sève du palmier recueillie au bourgeon même de la plante. Les indigènes sont très friands de ce breuvage qui, quand il est bien frais, constitue, en effet, une boisson agréable et rafraîchissante; mais elle s'aigrit rapidement et il est rare de trouver du bon malafou après midi.

Le *massanga ou bière de canne à sucre*, est fabriqué surtout dans le Haut-Congo; on en trouve à partir de Léopoldville. C'est une bonne boisson.

Le café et *le thé* sont très utiles, car ils facilitent la digestion. Ils sont toniques et nutritifs. Ne pas cependant en abuser dans le courant de la journée à cause de leur action sur les nerfs, ou bien, alors, les prendre très légers.

Nous donnons aux voyageurs le conseil de toujours emporter dans leurs gourdes, quand ils se mettent en route, du café très léger, qui est la boisson la plus désaltérante qui soit.

La bière, prise en petite quantité, n'a rien de nuisible et l'usage modéré nous paraît en pouvoir être recommandé ; mais nous tenons à nous élever énergiquement contre l'abus des *limonades* préparées au moyen de fruits acides, tels que citrons, oranges, fruit du caoutchouc, etc. ; ces limonades ne calment nullement la soif et leur résultat le plus clair, c'est de procurer à bref délai une sérieuse gastrite à l'imprudent qui en abuse.

Abus de boisson. — Outre qu'il entraîne une production énorme de sueur, cause d'affaiblissement, l'abus des boissons a encore l'inconvénient de fatiguer l'estomac, auquel il fait perdre sa tonicité, qui devient paresseux et digère mal.

Froid. Nous ne parlerons ici que pour mémoire des accidents que le froid peut provoquer du côté des poumons, accidents qui peuvent se produire au Congo, frappent même très fréquemment les noirs et que nous examinerons à l'article maladies, pour nous occuper spécialement *du froid dans ses rapports avec le paludisme.* L'action du froid sur les accidents paludiques est des plus remarquable.

Tout refroidissement du corps, chez une personne impaludée (et tout Européen, au Congo, l'est plus ou moins) est immanquablement suivie d'un accès fébrile et presque tous les accidents graves des fièvres palustres, l'hématurie surtout, ont, le plus souvent, si pas toujours, eu pour point de départ un refroidissement du corps.

Si donc on a observé, d'une part, que dans les pays septentrionaux, l'abaissement de la température correspond à une rétrocession du paludisme, au point que celui-ci disparaît même complètement vers le nord ; d'autre part sous les tropiques, dans les pays paludiens (et nous avons vu que presque tous les pays tropicaux sont dans ce cas), il est à remarquer que le refroidissement, bien que n'ayant aucune part à l'empoisonnement paludique, est fréquemment cause occasionnelle des manifestations extérieures de cet état d'empoisonnement, surtout des manifestations graves.

L'Européen au Congo, devra donc prendre les plus grandes précautions pour se garantir du froid ou des refroidissements, qui, par ce fait, sont aussi dangereux que la chaleur ou le soleil eux-mêmes.

Au reste, tout ancien Congolais vous dira ce qui, à première vue, peut paraître paradoxal, qu'il craint davantage le froid que la chaleur.

Si le soleil est un dangereux ennemi, le froid ne lui cède en rien, au contraire. En effet, on peut facilement se garer du premier au moyen d'une bonne coiffure, tandis qu'on se refroidit facilement soit en conservant des habits trempés de sueur, ou trempés par la pluie ; soit en ne se couvrant pas suffisamment. pendant les soirées, alors qu'on n'est que trop tenté de « prendre le frais ».

Ce qu'on prend le plus souvent alors c'est une bonne fièvre. Il est aussi d'une extrême imprudence de coucher à la belle étoile, ou bien sans couvertures, les fenêtres de son habitation ou la porte de sa tente ouvertes.

Soleil. — Il faut toujours, même en dehors des heures très chaudes, travailler autant que possible à *l'ombre*, en évitant cependant les endroits fermés trop hermétiquement et où l'air est confiné ; lorsqu'on ne travaille pas, il est toujours bon de se tenir à l'ombre ; ne vous exposez jamais, quoique vous ayez votre casque, inutilement au soleil.

Les *verandahs* des habitations congolaises sont des endroits frais où il fait délicieux se tenir pendant la chaleur du jour.

Il est un autre effet du soleil sur lequel nous croyons devoir attirer l'attention, c'est la *réverbération des rayons*, soit par la surface miroitante de l'eau, soit, par celle d'une plaine sablonneuse. Cette réverbération peut produire des accidents oculaires dont on se garantira facilement, pendant la navigation ou la traversée de plaines de sable, au moyen de lunettes à verres bleus ou fumés. Nous verrons plus loin à l'article maladies quels sont les accidents que peuvent entraîner le soleil et la chaleur.

Les moyens de se garantir du soleil et du froid sont les *vêtements* et la *coiffure*.

Vêtements. — Le vêtement du voyageur est destiné à la fois à protéger le corps contre l'action directe des rayons du soleil et, d'autre part, à le garantir contre le refroidissement ; à servir donc en quelque sorte d'écran entre le corps et les milieux extérieurs.

Partant de ce principe que le moindre mouvement dans la journée amène une production de transpiration plus ou moins grande, il faudra veiller à ce que la brusque évaporation de cette transpiration n'entraîne pas un refroidissement du corps qui serait immanquablement suivi d'un accès fébrile.

Il faudra, par conséquent, choisir une étoffe :

1° Absorbant facilement la transpiration et la laissant évaporer lentement et d'une façon permanente.

2° Tissée au moyen d'une substance mauvaise conductrice de la chaleur; car ce sont les substances mauvaises conductrices qui s'échauffent le moins quand la température s'élève, et se refroidissent le moins vite quand elle vient à s'abaisser.

3° D'une coloration n'absorbant pas trop facilement les rayons solaires; on sait en effet que le pouvoir absorbant des différentes couleurs vis-à-vis de la chaleur diffère considérablement.

4° Enfin il faudra une étoffe n'irritant pas la peau par son contact (celle-ci étant rendue plus irritable par la transpiration et les éruptions cutanées si fréquentes dans les pays chauds).

5° Il faudra aussi tenir compte de la destination des vêtements, suivant qu'ils sont destinés à servir pour la marche, pour la vie en station, pour le matin et le soir ou pour la journée, suivant aussi qu'il s'agit d'un vêtement superficiel ou d'un vêtement de dessous.

Les matières qui servent le plus généralement à la confection des étoffes, sont :

Le *lin*, le *coton*, la *soie* et la *laine*.

Le *lin* est la substance à la fois la meilleure conductrice de la chaleur et celle qui absorbe le moins bien la transpiration.

La *laine* par contre est mauvaise conductrice et absorbe très bien la transpiration.

Le *coton* et la *soie* sont intermédiaires entre ces deux extrêmes.

La couleur qui absorbe le moins la chaleur solaire est le *blanc* et celle qui l'absorbe le plus, est le *noir*.

De ce qui précède on peut conclure que les vêtements en lin, c'est-à-dire en toile ne sont pas à préconiser au Congo; et qu'il faut leur préférer la laine, la soie ou le coton.

La *forme* du vêtement a, elle aussi, son importance ainsi que *l'épaisseur* de l'étoffe et sa *texture*.

Le vêtement doit être *ample*, pour qu'il puisse « flotter et
» déterminer ainsi une ventilation incessante du tégument externe
» (la peau) et réaliser l'évaporation nécessaire, tout en la mainte-
» nant dans des conditions de permanence régulière et modérée,
» les seules qui soient physiologiquement profitables ». TREILLE.
De l'acclimatation des Européens.

La texture de l'étoffe doit être *à mailles peu serrées* et l'étoffe ne peut point être *épaisse*. Sans cela les échanges entre le corps et l'air ambiant ne se feraient pas assez facilement; un vêtement est d'autant plus chaud qu'il est plus épais.

Vêtements de marche. — A) *Vêtements de dessous.* La marche comme tout exercice, donne lieu à une production de sueur considérable. Il faut donc que le vêtement directement en contact avec la peau, absorbe facilement cette sueur; mais la marche étant déjà échauffante par elle-même, il faudra que ce vêtement soit léger.

Les chemises de flanelle doivent être préférées à toutes autres. « Plus souple et moins épaisse et moins lourde que le drap, la flanelle participe de ses avantages, sans en avoir les inconvénients. Elle permet de donner aux vêtements toute l'ampleur désirable, sans présenter les plis rigides du drap. Elle éponge suffisamment la sueur et protége contre l'évaporation par la couche d'air isolante que l'ampleur du vêtement laisse entre le corps et l'air ambiant. » *Guide* de Nicolas LACAZE et SIGNOL.

Nous croyons utile de faire remarquer qu'il ne faut pas employer de flanelle pure laine, mais bien de la flanelle, trame de coton, car la flanelle pure se rétrécit au lavage, et le vêtement est par ce fait mis rapidement hors d'usage. Certains individus, cependant, supportent mal le contact de la flanelle avec la peau. Ceux-là pourront employer soit le coton, soit la soie qui est le meilleur tissu après la flanelle, mais a l'inconvénient d'être d'un prix assez élevé; soit encore le tissu tricoté genre normal, qui est, lui aussi, très apprécié au Congo. Les « singletts » ou tricots collant à la peau doivent être rejetés.

B) *Vêtements superficiels.* — Cette partie du costume devra être légère, de couleur blanche ou tout au moins claire. Ample à la fois pour ne gêner en rien les mouvements et permettre à l'air de circuler librement en dessous. On pourra employer indifféremment la toile, le coton, la soie ou la flanelle.

c) *Ceinture de flanelle.* — Cette partie du vêtement est indispensable et est le meilleur préventif des diarrhées et des dyssenteries. Cette ceinture ne doit pas être simplement une ventrière, telle qu'il en existe dans le commerce; ce doit être une bande de 0^{m}50 de large sur 3 mètres de long et qu'on enroule autour du corps, soit sur la peau nue, soit par dessus la chemise et le pantalon.

Arrivé à l'étape, il est indispensable de changer de vêtement le plus tôt possible, car il y a le plus grand danger à conserver sur soi des effets mouillés qui exposent à un refroidissement; et nous avons vu les désastreux effets qui en résultent dans les pays malariens.

Vêtements de station. — Si l'on ne prévoit pas devoir se livrer à

un travail pouvant produire une sudation abondante, la toile, étant
le tissu le plus frais, pourra être employée sans trop d'inconvénient; les costumes d'été européens comme vêtements extérieurs,
en supprimant le gilet, trop collant, seront d'un bon usage, mais
pour peu que l'on ait à se livrer à un travail physique quelconque,
les vêtements que nous avons préconisés pour la marche devront
être préférés à tous autres. En aucun cas, on ne doit quitter la
ceinture de flanelle.

Vêtement du matin et du soir. — Les matinées et les soirées, surtout en la saison sèche, sont parfois très fraîches, avons-nous dit,
et cette fraîcheur n'est pas sans danger pour l'Européen. *Il est donc
indispensable de porter le soir un vêtement épais et chaud.* Nous
recommandons dans ce but, l'emploi de la pèlerine lorraine, mise
à la mode dans ces dernières années, d'un emploi commode et qui
sera très utile les jours de pluie où nous la préférons aux imperméables qui empêchent l'évaporation de la transpiration. Un vieux
manteau militaire rend à peu près les mêmes services et mérite
également d'être recommandé.

Chaussures. — En station la chaussure doit être aussi légère que
possible; nous donnons la préférence à la *bottine* sur le *soulier*, car
elle s'oppose mieux que ce dernier à la pénétration des chiques. Le
type de bottines à empeignes de cuir et tige en toile à voile est
recommandable pour les stations, mais pour les marches, l'humidité des herbes le matin, impose la bottine de cuir et, sur la route
des caravanes, les pierres du chemin exigent une forte semelle.

Il faut rejeter d'une façon absolue les *bottines à élastiques* et
donner la préférence aux *bottines lacées.*

Les guêtres ne nous paraissent guère utiles; d'un porter désagréable à cause de l'échauffement qu'elles produisent, elles ne
garantissent pas suffisamment lorsque l'on doit marcher dans les
hautes herbes et pour les cas ordinaires il suffira au voyageur de
mettre le bas de son pantalon dans ses chaussettes, ce qui sera le
plus souvent suffisant.

La botte, chaussure des pays froids, est de nulle utilité au Congo.
Quand on a à traverser un ruisseau ou un marais, il vaut mieux se
déchausser et relever son pantalon avant d'entrer dans l'eau, quand
on n'a pas un nègre pour se faire transborder.

Il est utile également d'avoir des bottines à *semelles débordantes*
pour éviter les heurts, toujours douloureux et fréquents, soit que
l'on se cogne aux pierres de la route, soit aux racines lorsqu'on
voyage dans la forêt.

Enfin, il est toujours prudent de prendre des chaussures d'un numéro plus grand comme pointure que celles que l'on porte en Europe. La chaleur fait toujours plus ou moins gonfler les pieds et puis, d'autre part, à cause des chiques et des sarnes (ulcères des pays chauds), très souvent il faudra porter des pansements qui, si légers et si bien appliqués qu'ils soient, prennent toujours plus ou moins de place.

La présence de sarnes, qui presque toujours siègent aux membres inférieurs, peut, parfois, interdire absolument le port de la bottine. Nous conseillons aux agents de se munir d'une bonne paire de *pantoufles en cuir* pour parer à cette éventualité.

Casque. — Il est indispensable, quand on va au soleil, d'adopter une coiffure suffisamment épaisse pour garantir la tête contre ses rayons.

Il est toujours utile, en outre, que cette coiffure soit blanche ou recouverte d'une coiffe blanche, cette couleur absorbant moins de calorique que les autres.

De plus, il ne faut pas oublier que le cou doit être également garanti, mais un couvre-nuque en étoffe est incommode, donne trop chaud et est difficilement supporté. C'est par la forme même de la coiffure qu'il faut préserver la nuque.

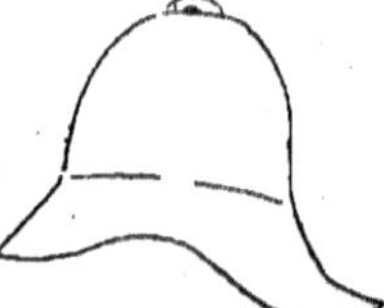

Fig. 5. Casque avec visière postérieure correcte.

Le *casque en moëlle de sureau* est théoriquement le meilleur protecteur de la tête; malheureusement il se détériore très vite, ce qui le rend peu pratique, car, on peut se trouver à tel endroit où il est impossible de le remplacer.

Le *casque en caoutchouc* ou en *liège*, suffisamment épais, est bon ; mais à la condition que la visière d'arrière, tout en tombant assez bas pour garantir la nuque, ne tombe pas trop droit et se recourbe suffisamment, pour que, quand l'homme lève la tête, le bord inférieur ne vienne pas heurter la naissance du dos, ce qui ne manquerait pas de faire tomber le casque (fig. 5).

Dans toute coiffure tropicale, il ne faut pas que la paroi vienne s'appliquer directement sur la tête qui doit en être séparée partout par une couche d'air, pouvant circuler librement tout à l'entour. Cette couche d'air complète le rôle protecteur de la coiffure.

Pour réaliser ce desideratum, le cuir destiné à enserrer la tête et à fixer le couvre-chef au lieu d'être, comme dans les chapeaux européens, immédiatement en contact avec la paroi, en est séparé de 3 millimètres environ et y est fixé de distance en distance au moyen de morceaux de liège (fig. 6).

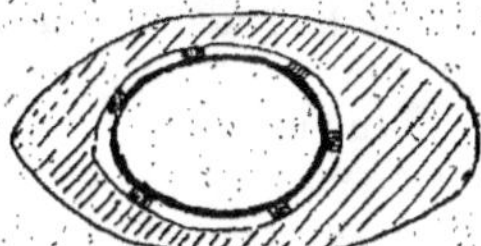

Fig. 6. Casque vu par dessous.

A la partie supérieure de la coiffure doit être ménagé un ventilateur, protégé au moyen d'une chape qui défend aux rayons solaires de pénétrer par cette ouverture (fig. 7).

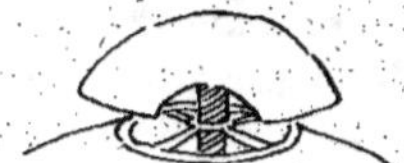

Fig. 7. Ventilateur de casque.

Enfin le fond de la coiffure doit être assez élevé pour donner au matelas d'air protecteur le maximum d'épaisseur compatible avec un porter commode.

Le *chapeau de feutre*, à larges bords, simple, est peu épais; double, il est lourd; mais le *chapeau de paille*, manille ou panama, à fond élevé et recouvert d'un feutre léger, nous paraît une coiffure suffisante, surtout muni d'une coiffe blanche. Les gens de Lagos, dont beaucoup sont employés comme artisans au Congo, tressent avec les jeunes feuilles du palmier borassus des chapeaux légers et très solides qui remplacent fort bien le chapeau de paille. Plusieurs explorateurs se sont bien trouvés d'avoir introduit sous leurs casques, pour une marche au soleil, des feuilles fraîches qu'ils renouvelaient de temps à autre.

Nous conseillons vivement aux nouveaux arrivés de se défier du monsieur (l'espèce existe) qui n'a jamais porté qu'un simple fez depuis qu'il est au Congo.

Dans plusieurs stations, par contre, le fait de sortir après neuf heures du matin avec une coiffure insuffisante est considéré comme un manquement à la discipline. C'est là une mesure intelligente et qui honore ceux qui l'ont prise

Il y a assez de dangers en Afrique, sans les augmenter par une bravade ridicule.

Parasol. — C'est dans le même ordre d'idées que nous recommandons aux agents qui doivent circuler au soleil de ne pas craindre de se servir d'un parasol « qui tout en tamisant les rayons solaires, » interpose entre la tête et lui une couche d'air incessamment » renouvelée ». *Guide de* NICOLAS, LACAZE *et* SIGNOL.

Encombrant en route, le parasol peut rendre de grands services en station,

Certes, nous le savons, en maints endroits du Congo, la vue d'un parasol soulèvera des rires et des quolibets, de la part de quelques *forts*; qu'on les laisse dire; l'homme est ainsi fait, que s'accoutumant au danger, il finit par en rire et ne plus croire même à son existence; mais celui-ci n'a pas rendu les armes; il est là, qui guette dans l'ombre, prêt à fondre sur sa proie à la première occasion. Le parasol est de nature à diminuer une des causes de danger sous les tropiques; son usage doit donc être préconisé et c'est se placer à un faux point de vue que de considérer comme efféminés ou peureux ceux qui s'en servent : le courage et la prudence ne sont nullement deux qualités incompatibles; la seconde corrige le premier et lui permet de s'employer plus utilement.

Matériel de campement et de literie. Cette partie a été tout spécialement traitée dans la partie du guide de la Société d'Etudes coloniales, qui a trait à la route des caravanes.

Tout ce qui a été dit à ce propos, nous le faisons nôtre et nous croyons inutile d'ajouter que ce qui est vrai pour la route des caravanes est vrai aussi pour tout le Congo.

Répétons, cependant (car on ne saurait trop mettre les agents en garde contre les imprudences) *qu'il ne faut jamais coucher à la belle étoile* (faute de tente il est toujours si facile de se faire construire un abri rapide, et les cases d'indigènes aussi viendront bien souvent à point au voyageur pour y passer la nuit), *qu'il ne faut jamais se coucher par terre*, à cause du froid, des émanations du sol et aussi à cause des serpents et insectes nuisibles, et *qu'il faut toujours bien se couvrir durant les nuits* qui souvent sont fraîches.

Disons aussi qu'en route, il faut redoubler de prudence, non que nous prétendions que les précautions à recommander pour la route sont inutiles en station; mais, parce que, en station, la disposition, la construction des bâtiments et leur aménagement réalisent bien des desiderata impossibles à rencontrer en voyage où il est nécessaire par conséquent de se tenir davantage sur ses gardes.

Disons enfin que si l'on fait usage d'un *moustiquaire,* ce qui est indispensable dans la plupart des parties du Congo, si l'on désire dormir, il faut que celui-ci soit fait d'un tissu à mailles assez larges pour permettre la libre circulation de l'air, quoiqu'assez serrées pour empêcher les moustiques de passer. Quand pareille étoffe fait défaut, force est bien de se servir de toile de Guinée ou d'autres articles de change, aussi légers que possible; mais il faudra alors avoir soin de construire un moustiquaire assez ample pour remédier par la quantité d'air qui s'y trouve renfermé au peu de perméabilité de la trame.

Travail physique et intellectuel.

Le travail, tant physique qu'intellectuel, doit être, au Congo, moins considérable qu'en Europe, les pertes de l'organisme y étant bien plus considérables à travail égal. Il est même nécessaire de le supprimer presque complètement durant les heures les plus chaudes de la journée, de 11 heures du matin à 2 heures de l'après-midi. Quand cela est possible, le travail devrait cesser à 10 1/2 heures, pour ne reprendre qu'à 3 heures; mais, nous savons que dans l'état actuel des choses, ce desideratum ne saurait être obtenu; aussi nous bornons-nous à demander qu'on s'en rapproche le plus possible.

S'il est incontestable que, dans les pays chauds, un travail excessif, un surmenage des muscles ou du cerveau amène, le plus souvent, des résultats funestes (car un organisme fatigué est dans des conditions de résistance moindre au microbe paludique) il n'en est pas moins reconnu qu'une certaine dose d'exercice est indispensable.

Le docteur Livingstone disait que le meilleur moyen de prévenir la fièvre est une vie active, un travail intéressant, une nourriture abondante et saine sans excès de table.

Et combien il avait raison, le vieil explorateur! Il faut qu'au Congo, le blanc, sans être surmené, soit occupé. Trop de loisirs sont aussi nuisibles que trop de travail. Celui qui n'a pas de besogne s'ennuie, se ronge le cœur, songe à la patrie absente, son caractère s'aigrit, il se concentre en lui-même, la nostalgie le prend et la fièvre l'achève.

Il faut donc à chacun une occupation ; mais il ne faut pas faire de fatigues inutiles.

« L'essentiel est d'éviter l'ennui maussade et chagrin qui paralyse » l'innervation et se reflète sur l'entourage. Pour cela il ne faut » négliger aucune distraction ; se distraire n'est pas toujours » s'amuser, c'est changer d'occupation et de préoccupation et cette » diversion est toujours salutaire. » *Manuel d'hygiène coloniale* de l'Union coloniale française.

En tout il faut garder un juste milieu.

« Il faut toujours s'arrêter en deçà de la fatigue. Il faut savoir » capituler avec le climat tropical, avec le soleil et la chaleur en » toute contrée, en se tenant dans un juste milieu entre la noncha- » lance dépressive et le surmenage ici précoce. Sans doute, les » grandes choses accomplies dans les explorations l'ont été au prix » de grands efforts. L'énergie morale doit s'y appuyer à une énergie » physique à toute épreuve. C'est peine perdue que de recomman- » der la prudence à des hommes qu'emportent l'ardeur des décou- » vertes, qu'une marche forcée conduit à la conquête et à la gloire. » Cependant il est bon de leur rappeler, quand même, le vieux » proverbe italien : *chi va piano va sano, e..... lontano*, qui n'est » nulle part mieux approprié dans toute sa teneur. Le surmenage » donne lieu à des douleurs musculaires qui ne sont pas sans » analogie avec celles des fièvres graves ; en tous cas, la fatigue » excessive aggrave la fièvre et y prédispose. » *Manuel d'hygiène coloniale* de l'Union coloniale française.

» Jamais, au Congo, l'Européen ne doit se livrer aux *travaux de* » *la terre*.

» La mise en état des terres pour la culture des denrées riches » que produit la zone intertropicale, ne peut être le lot de » l'Européen immigré.

» Pour ce travail, il faut des hommes acclimatés, des travailleurs déjà adaptés au milieu, c'est-à-dire des indigènes.

» C'est tolérer une chose absolument incompatible avec le main- » tien de la santé que de permettre au blanc de cultiver directement » la terre sous l'équateur. » Treille, *De l'acclimatation des Euro- péens dans les pays chauds*.

Le travail de la terre dégage des microbes en abondance que celui qui la remue absorbe de première main.

Il ne faut jamais, non plus, exposer les travailleurs, noirs ou blancs, à la *pluie*, pendant la saison des orages, il convient donc de ménager, autant que possible, des abris dans le voisinage des chantiers et exiger, pour les blancs, qu'ils changent immédiatement de vêtements si les leurs ont été mouillés.

Les noirs sont, en quelque sorte, engourdis par la pluie, le froid de l'eau qui ruisselle sur leur peau semble les abrutir; les accidents de poitrine (bronchite, pneumonie, pleurésie) sont du reste fréquents chez eux quand ils ont été trempés de la sorte; exiger d'eux un travail à la pluie est donc à la fois inutile, car ils en sont incapables, et cruel, car la pluie est meurtrière pour eux.

Le *travail nocturne à l'extérieur* ou les *marches de nuit*, qu'on pourrait être tenté d'essayer pour profiter de la fraîcheur, sont à condamner d'une manière absolue car, la nuit, les miasmes se condensent à la surface du sol au lieu de rester disséminés dans l'atmosphère et c'est s'exposer de gaîté de cœur à la fièvre que de se promener le soir tard après neuf heures, ou la nuit, comme aussi le matin tôt avant que le lever du soleil ait dissipé le brouillard, véhicule de ces miasmes.

Sieste. — Nous avons dit que le travail devrait, autant que possible, cesser à 10 heures et demie du matin pour ne recommencer qu'à 3 heures après-midi.

Cela concerne surtout le travail en plein air, à l'extérieur. A l'intérieur, dans les maisons bien construites et bien aérées, le repos ne doit pas être aussi considérable.

Beaucoup d'auteurs conseillent de mettre à profit ces quelques instants de répit que l'on a, après le repas de midi, pour faire la *sieste*.

Nous ne croyons pas, pour notre part, que la sieste ait une utilité quelconque; par contre nous trouvons au sommeil pendant la journée plusieurs inconvénients : d'abord, il n'est jamais bon de dormir immédiatement après un repas, car le sommeil suspend ou tout au moins entrave les fonctions digestives comme toutes les autres: ensuite, c'est une habitude qui ne tarde pas à se transformer en impérieux besoin; de plus, on se réveille alourdi, brisé, incapable de se mettre à la besogne; enfin, en dernier lieu, les nuits sont plus qu'assez longues, pour qu'il soit inutile de dormir encore pendant le jour.

Au Congo, le soleil se couche à 6 heures, pour se lever à 6 heures le lendemain; on dîne, nous l'avons dit, à 6 1/2 h.; le repas est généralement terminé à 8 heures et l'on se couche à 9 heures. De

9 à 6 heures, cela fait 9 heures de sommeil, ce qui est amplement suffisant, nous paraît-il, et l'on n'aura que l'embarras du choix pour mettre à profit les heures qu'aurait occupées la sieste, soit pour revoir ses notes de voyage, écrire au pays, causer du pays avec ses camarades, soit pour parfaire son éducation dans la langue indigène, mettre en ordre ses affaires, etc., etc.

Quand on reste levé après 9 heures du soir, sauf les cas de travail pressant, c'est pour boire ou pour jouer, deux occupations aussi inutiles que nuisibles, et l'on peut reprocher à la sieste d'y pousser, en ne faisant pas sentir le besoin du sommeil le soir, le corps s'étant déjà reposé durant la journée.

Dans ses travaux sur l'Est africain parus dans le *Militairen Wochenblatt* le major von Wissman, dont personne ne peut discuter la compétence, condamne aussi, énergiquement, le sommeil diurne.

Bains et ablutions. — Inutile d'insister sur la nécessité de tenir le corps propre vu les sueurs abondantes.

Les *bains froids* doivent avoir une température qui ne peut descendre en dessous de 20°, sans exposer à des congestions, surtout à des congestions hépatiques, dues au reflux du sang vers les appareils centraux. Ils ne doivent pas dépasser cinq minutes comme durée, sous peine d'affaiblir l'individu

Bien que, au moment même de l'immersion, le bain froid procure une agréable sensation de fraîcheur, outre l'inconvénient de pouvoir produire des congestions, il a aussi celui d'amener une réaction consécutive assez vive vers la peau, réaction suivie d'une poussée de sueur qui en annihile tous les effets bienfaisants.

C'est pourquoi nous lui préférons le *bain tiède* « qui présente » l'avantage de mieux nettoyer la peau, est suivi d'une sensation de » bien-être et de fraîcheur qui persiste quelque temps, et, enfin » n'expose pas aux congestions comme la douche froide » Dr F. Roux.

L'heure la plus propice pour le bain est le soir, avant le dîner.

Le meilleur bain (les crocodiles rendent, malheureusement, le plus souvent le bain de rivière impossible) est celui donné au moyen d'une *grosse éponge* qu'on exprime au-dessus du corps et qui, remplaçant la douche, tonifie en même temps qu'il lave. On se sert pour cela de sa malle-baignoire, de son *tub* en caoutchouc, ou bien d'une grande caisse doublée de zinc (certains articles d'échange sont envoyés dans semblables caisses).

Les frictions pratiquées sur la région vertébrale au moyen d'un mélange au quart de vinaigre et de jus de citron avec l'eau sont d'une excellente pratique les jours de grande fatigue. L'eau dont on fait usage pour la toilette, doit, nous l'avons dit, présenter presque les mêmes qualités que l'eau de boisson, elle ne doit donc jamais être puisée à la rive où souvent les contre-courants produisent des remous où viennent s'accumuler les détritus d'amont; il faut exiger de son domestique noir qu'il aille chercher l'eau du bain à la source ou tout au moins en plein courant.

Recommandations particulières. — Il faut, sous les tropiques, tenir en toutes choses un juste milieu. Il ne faut pas abuser des relations sexuelles; l'abus de ces relations amenant un affaiblissement général; donc, un état de résistance moindre à l'envahissement paludique. Il ne faut pas non plus s'en abstenir complètement, pour éviter la concentration en soi-même et l'hypochondrie, suites fréquentes d'une trop grande abstinence et qui sont deux affections redoutables sous les climats torrides.

Il convient de se méfier des maladies vénériennes parfois nombreuses dans certaines régions.

Habitation.

EMPLACEMENT. — Ce point a déjà été touché plus haut, au sujet de la malarie; nous avons dit quels étaient les inconvénients des fonds où il n'y a pas de ventilation et des hauteurs où il y en a trop, et nous avons vu que les altitudes dans le Congo connu ne sont pas suffisantes pour soustraire les personnes qui s'y seraient installées aux exhalaisons malariennes.

Examinons maintenant quels sont les divers facteurs qu'il convient de considérer pour choisir l'emplacement d'un établissement quelconque, station, mission, factorerie ou même simple campement.

Sol et humidité. — L'humidité est une des principales causes d'insalubrité en tous pays; en pays malarial; nous l'avons déjà dit, elle est d'autant plus pernicieuse qu'elle active et favorise la production du microbe paludique.

Il convient donc de choisir un *sol facilement perméable et ne retenant l'eau ni à sa surface ni dans sa profondeur*; il faudra donc que la *couche imperméable* soit située le plus *profondément possible* (2 mètres environ), car cette couche, formée par de l'argile ou par la roche, retenant l'eau à sa surface, maintient l'humidité dans la couche superficielle, sauf dans les terrains en pente, où l'écoulement est assuré par l'inclinaison même.

Notre choix devra donc aller aux sols sablonneux, caillouteux, graveleux, d'origine calcaire ou granitique, de préférence aux sols limoneux, argileux ou volcaniques, en évitant, cependant, les terrains composés de matières trop friables dont la poussière sert de véhicule aux microbes.

Sur les *plateaux*, l'eau peut stagner aussi bien que dans la plaine, surtout si le plateau est de quelque étendue ; souvent, en effet, les bords des plateaux, légèrement relevés, retiennent les eaux vers le centre (fig. 8), ou bien la surface du plateau trop plane, trop unie, en rend aussi l'écoulement difficile ; les plateaux rentrent alors dans

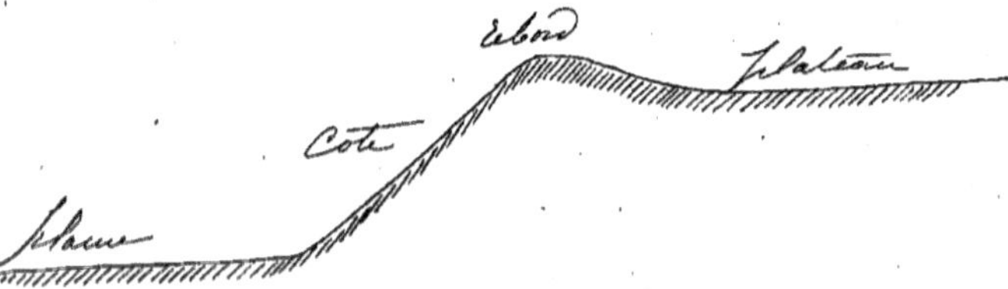

Fig. 8.

le cas des plaines ; il faut donc choisir des plateaux affectant une forme légèrement convexe ou un peu en dos d'âne.

Nous avons dit plus haut que les établissements au bord des rivières ne se sont pas montrés plus malsains que ceux de l'intérieur, à condition que la rive descende à l'eau par une pente assez inclinée pour que la forme du rivage ne soit pas modifiée sensiblement par les crues.

Il faut aussi avoir soin de se servir du courant pour drainer le sous-sol ; la rivière draine perpendiculairement à la direction de son courant et le drainage est d'autant mieux fait que ce dernier est plus rapide. Aux points où il y a peu ou pas de courant, ou bien, à ceux où il existe un contre-courant, ce phénomène si utile du drainage naturel n'a pas lieu. Au lieu de drainer le terrain le cours d'eau l'imbibe, le rend humide et par conséquent rend la situation défavorable au point de vue de l'hygiène.

Nous avons aussi décrit l'influence néfaste des vents froids et, à ce propos, nous avons cité les stations de Léopoldville et de Manyanga Nord, exemples qui établissent d'une façon indiscutable que les hauts plateaux balayés par les vents sont d'un séjour meurtrier.

Il ne faudrait pas cependant arguer de ce que nous avons dit à ce propos pour s'intaller dans un bas-fond.

Si, au Congo, il faut éviter le vent qui, outre son action nocive par le refroidissement qu'il cause, charie, de plus, les miasmes qu'il répand à profusion, il faut, par contre, rechercher l'aération, c'est-à-dire choisir des emplacements où il y a beaucoup d'air.

C'est encore une fois la question du juste milieu qu'il convient de prendre entre l'excès de ventilation tel qu'il existe sur les plateaux dominants, et l'absence de toute ventilation qui existe dans le fond des vallées.

Donc, pas d'endroits encaissés où l'air ne circule pas ; il faut autour de soi de l'espace, tout en se garantissant du vent, soit par les sommets des plateaux voisins, soit par les bois environnants.

Un plateau à sol perméable, légèrement à dos d'âne, dominé par les plateaux voisins ou protégé par des bois, sera donc un endroit éminemment favorable à l'emplacement d'une station, à condition que soient observées aussi les conditions de voisinage que nous allons énumérer ci-après.

Les flancs de coteaux qui permettraient cependant de se mettre à l'abri des vents dominants en installant les établissements sur le versant opposé au côté d'où ils soufflent habituellement, et qui faciliteraient, par leur inclinaison, l'écoulement des eaux et le drainage du sous-sol, ont un inconvénient grave qui doit les faire rejeter, en tant qu'emplacements de station ; l'écoulement des eaux se fait en effet trop bien sur ces pentes et produit des éboulements qui nécessitent des travaux de terrassement, de remblais et de barrages trop considérables. Nous en avons fait l'expérience au nouveau Léopoldville, accroché précisément au flanc du Mont Léopold et où, à chaque pluie un peu forte, malgré tous les travaux déjà exécutés, il se produit des ravinements et des effondrements de terrain souvent longs à réparer.

Si l'on ne trouve pas de plateau à l'abri d'une ventilation trop énergique, il faut préférer la plaine, ou même le bord de la rivière, en choisissant un terrain très légèrement incliné et répondant aux desiderata déjà exprimés ; mais ceux-ci ne sont pas les seuls ; nous devons aussi, pour donner les règles de l'établissement d'une station, tenir compte de l'influence du *voisinage*.

Voisinage. — Le voisinage des marais doit toujours être évité, ainsi que celui de tout cours d'eau à bords mal circonscrits ou masse d'eau stagnante.

Jamais non plus la station ne doit être placée sous le vent d'un marais; elle doit en être distante de 3 kilomètres au moins, distance que l'on peut admettre comme suffisamment préservatrice.

Etablir la station à quelque distance en dessous ou au-dessus d'un foyer malarial n'est pas une garantie, car il faut tenir compte qu'il y a dans l'atmosphère des courants ascendants et descendants.

Le meilleur moyen d'éviter les dangers de voisinage, outre l'éloignement, c'est l'interposition d'un écran (forêt ou colline).

Le voisinage immédiat de la forêt ne doit pas être recommandé, car, s'il procure une certaine fraîcheur, il entretient aussi l'humidité dont nous connaissons les inconvénients. Il faudra donc déboiser dans un certain rayon (500 mètres environ autour de la station).

Les cultures sont un excellent moyen de désinfection et d'assainissement du sol et elles doivent être encouragées aux alentours des stations au double point de vue de leur utilité pratique et hygiénique, car le voisinage des herbes, de la brousse, est à éviter là cause des moustiques, insectes, serpents, rats et autres animaux nuisibles et surtout à cause des dangers d'incendie dans la saison sèche; il faut débrousser autour de la station et le meilleur moyen d'empêcher les herbes de repousser, c'est de livrer à la culture la partie de terrain que l'on a débroussée.

Il est indispensable aussi d'avoir à peu de distance une source d'eau potable suffisante pour alimenter la station.

Nous reconnaissons cependant que bien souvent, malheureusement, d'autres facteurs que l'hygiène doivent entrer en ligne de compte dans le choix d'un emplacement, telles les nécessités commerciales, de ravitaillement, politiques, de défense, etc.; mais nous pensons que le plus souvent, il y aura moyen de réaliser quelques-uns, au moins, des desiderata que nous venons d'exposer.

Assainissement. — Déjà, aux temps les plus reculés, les hommes avaient compris l'utilité de l'assainissement. « La canalisation, » l'irrigation, l'endiguement, l'emménagement de l'eau étaient pratiqués des Babyloniens et des Egyptiens à l'égal d'un culte et la » civilisation a disparu avec la culture, du jour où les digues rompues par l'inondation n'ont plus été relevées. » *Manuel d'Hygiène coloniale de l'Union coloniale française.*

Assainir le pays par le drainage et la culture doit, aujourd'hui surtout, être une des principales préoccupations des chefs d'entreprises coloniales; assainir le point où il désire s'établir, tel doit être le premier travail de celui qui veut fonder un établissement.

« Ici encore, c'est l'eau qui est en cause; il faut régulariser son
» écoulement dans les terrains humides, prévenir sa stagnation
» dans les sols imperméables et faciliter son passage dans les
» dépressions naturelles ou accidentelles du sol. » *Manuel d'Hygiène
coloniale de l'Union coloniale française.*

Un excellent et des plus simples types d'irrigation d'assainissement consiste en un « tracé ou série de tracé de petites rigoles à
» ciel ouvert, débouchant comme les nervures d'une feuille sur le

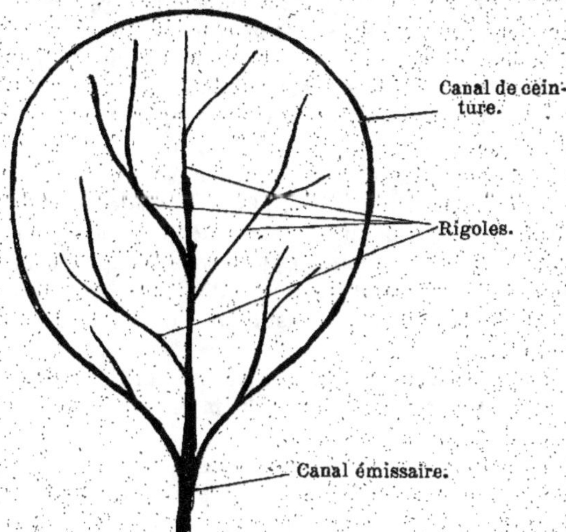

Fig. 9. Type de canalisation.

» pétiole en une rigole plus large et plus profonde, tracée elle-
» même dans le sens de la pente et menant les eaux au prochain
» ruisseau et canal de ceinture circonscrivant la station en amont
» et venant également déboucher dans ce canal émissaire à la
» partie la plus déclive (fig. 9). » Ad. NICOLAS.

ORIENTATION. — Dans les cas de bâtiments ayant *deux chambres
de profondeur*, ces bâtiments doivent être orientés de *l'est à l'ouest
dans le sens de leur profondeur*, c'est-à-dire présenter leur petits
côtés où il n'y a généralement ni portes ni fenêtres, vers le nord et
vers le sud.

Cette disposition permet d'éviter que l'une des façades ne soit
exposée du matin au soir à la chaleur solaire.

Si les chambres sont disposées *les unes à la suite des autres*, *l'orientation est-ouest dans le sens de la longueur* est préférable, une façade étant alors seule exposée à la chaleur solaire. *Rapport de la Commission d'hygiène de Boma.*

Matériaux de construction. — Les matériaux de construction au Congo sont : le *pisé* ou *torchis*, le *bois*, la *brique*, le *fer*, la *pierre*, le *chaume*, la *tôle ondulée*, le *zinc*, la *tuile.*

Le *pisé* appartient à la classe des matériaux de la première heure ; c'est de la terre glaise retenue au moyen de clayonnages. Il convient peu pour les habitations définitives en ce qu'il permet difficilement de surélever le plancher à une hauteur suffisante au-dessus du sol, tout en permettant à l'air de circuler au-dessous ; en plus, à moins d'avoir été stuquées par un mélange de terre glaise et de ciment, les murailles s'effrittent facilement, ce qui rend difficile d'en maintenir la propreté et l'intégrité.

Le *bois* convient, lui aussi, plutôt pour des établissements provisoires, bien qu'on ait construit de fort jolis pavillons en bois ; mais les jointures, sujettes à jouer sous l'influence du soleil et de l'humidité, s'entrebaillent souvent, laissant ainsi passer le vent froid de la nuit. Sa combustibilité doit aussi entrer en ligne de compte.

Le *fer* est mauvais. En plein jour on grille dans les maisons en fer ; la nuit on y gèle, à cause de la trop grande conductibilité à la chaleur du métal.

La palme appartient, sans conteste, à la *brique* cuite, que l'on confectionne actuellement à peu près partout sur place, solide, garantissant bien contre la chaleur et le froid et permettant d'édifier facilement tel type de construction que l'on voudra ; diminuant enfin les chances d'incendie.

La *pierre*, comme le pisé, permet difficilement la construction de certains types d'habitations ; elle coûte du reste à récolter et à briser à grosseur convenable, autant de peine que la fabrication des briques et celles-ci sont plus commodes à manier. Les pierres doivent être réservées pour les fondations.

Les *toitures de chaume ou de feuilles de palmiers* sont fraîches ; mais combien inflammables ! En plus, elles servent d'habitacle à toutes sortes d'insectes, lézards et chauve-souris, voir même des serpents, tous hôtes d'un voisinage aussi nuisible qu'intempestif.

La *tôle ondulée et le zinc* ont le même inconvénient que le fer et ne présentent aucun avantage sérieux sur les *tuiles* que, de même que les briques, on confectionne à peu près partout sur place.

Disposition des habitations. — L'aspect général de la station doit être riant et gai, de façon à inspirer de la bonne humeur au personnel.

Pas n'est besoin de tirer des rues au cordeau, de faire un plan en forme d'échiquier, désespérément monotone; nous aimons mieux la disposition radiée en cercle ou en éventail, en étoile comme il a été fait à l'équateur; mais nous avouons préférer le système d'un beau désordre, de villas jetées au hasard, le long des allées, avec de ci, de là des arbres, des fleurs, de la verdure, sans trop se préoccuper de l'alignement pour lequel on peut se contenter de la clôture de la cour ou du jardin.

Entre chaque maison il faut laisser un large espace de trois fois la hauteur de l'une d'elles environ, et ne pas les grouper les unes sur les autres, ce qui présente de graves dangers en cas d'incendie et est, de plus, contraire aux règles les plus élémentaires de l'hygiène. On a de la place au Congo; il faut en profiter.

Type d'habitation. — Comme la station elle-même, les habitations doivent être riantes, coquettes, peintes en couleurs vives, roses, bleues, blanches, rouges, vertes, etc. *Varietas delectat*, la variété plaît, disaient les Latins. Rien ne dispose plus à la mélancolie et à la nostalgie que la vue d'un grand bâtiment carré percé d'ouvertures trop étroites, massif et sale, à l'aspect prison. Pourquoi faire du laid. Est-il donc si difficile de faire aimable, gracieux, joli?

Un peu de goût et de bonne volonté suffisent; pas n'est besoin d'être architecte.

Ceci posé, voyons quel est le meilleur type d'habitation à adopter au Congo.

Cette question a fait l'objet des études d'une commission instituée à Boma par M. le gouverneur général Wahis et qui se composait de MM. Leroi, secrétaire-général, président; Van den Plas, intendant, et Reyter, médecin de l'Etat.

Le rapport de cette commission résout le problème de remarquable façon et nous ne croyons pouvoir mieux faire que d'en transcrire ici les conclusions :

1° Verandah de 1ᵐ50 au moins entourant la maison;

2° Toiture débordant la muraille, de façon à mettre celle-ci à l'abri des rayons solaires inclinés de 30 degrés sur l'horizon;

3° Double toit sans plafond ou toit simple avec ventilation complète entre le plafond et le toit;

4° Ventilation complète par le double toit ou par des ouvertures spéciales contre le plafond;

5° Surélévation du rez-de-chaussée de deux mètres au-dessus du sol au moyen de piliers;

6. Isolement absolu de chaque appartement;

7. Chambres à coucher cubant cent mètres cubes.

Avant de passer à l'étude de chacune de ces conclusions, examinons le plan, le dispositif d'habitation qui convient le mieux au Congo.

La Commission d'hygiène de Boma condamne, avec raison, « les » grands bâtiments pour plusieurs agents. Ils présentent, dit-elle, » de graves inconvénients. L'idée économique est pure illusion ; » une grande construction demande une architecture plus solide et » plus compliquée qu'un simple pavillon. Dans les grandes habita- » tions telles qu'elles existent à Boma, les cloisons entre chambres » sont légères; il n'y a pas de plafond; il en résulte que d'une » chambre à l'autre, il ne se perd pas le moindre bruit et l'habita- » tion commune représente en réalité un vaste dortoir coupé par » des paravents.

» Enfin, en cas de maladie, la situation devient intolérable pour » le malade et pour ses voisins. »

On pourrait objecter qu'il n'y a qu'à faire les cloisons plus épaisses, les continuer jusqu'au faîte, ou fermer la partie supérieure des chambres au moyen de plafonds.

Mais quel est l'avantage de semblable combinaison?

Le prix de revient d'habitations séparées n'est guère différent de celui des grands bâtiments, et ce pour un même nombre d'hommes à héberger. D'autre part, il est une règle fondamentale de l'hygiène disant que *l'homme empoisonne l'homme*, et qui prescrit formellement de toujours éviter l'encombrement, l'accumulation dans un espace restreint d'un certain nombre d'individus.

Chacun ne sera-t-il bien plus heureux d'avoir son chez soi, qu'il emménage comme il l'entend, où il vit libre du constant espionnage et de la continuelle curiosité des voisins.

Il faut donner à l'agent congolais un *home*, c'est-à-dire une habitation qui soit pour lui quelque chose de plus qu'un abri où il vient coucher faute d'un autre plus convenable; il faut qu'il s'attache à sa maison, qu'il l'aime, et pour cela il faut qu'il s'y sente chez lui, ce qui n'est possible qu'avec le système des pavillons isolés, car dans les grands caravensérails à plusieurs chambres, on sent trop que l'on « est en voyage », que l'on est « loin du pays », que l'on loge « à l'hôtel ».

Nous voudrions même voir aller plus loin encore dans cette voie, et donner à chaque agent, outre son habitation, un petit jardin, à lui, où il puisse faire des essais de culture de fruits, de légumes, d'élevage de poules, de canards, pintades, pigeons, etc.

Heureux et satisfait, il pensera moins au pays absent; le spleen morose, la sombre nostalgie seront sans action sur lui; il se prendra à aimer ce coin de pays nouveau qui deviendra pour lui comme une nouvelle patrie, travaillera avec plus de goût et rendra des services d'autant plus appréciables qu'ils seront plus dévoués.

Pour conclure donc, nous estimons qu'il ne faut jamais loger dans une même maison plus de deux agents, que dans ce cas, la cloison qui sépare les chambres doit intercepter absolument toute communication entre elles, et que les agents, appelés par leurs fonctions à rester souvent chez eux et à travailler à domicile devront toujours être logés seuls et avoir à leur disposition deux chambres : un bureau-salon et une chambre à coucher, ce qui peut suffire, même aux plus difficiles.

Dans ces conditions, l'adjonction d'un étage est inutile.

C'est aussi pour rendre le séjour des habitations le plus agréable possible, que nous recommandons d'entourer les habitations d'une large *verandah* où il fait délicieux se tenir pendant la chaleur du jour, surtout si elle est « munie de grands stores, qu'on manœuvre » facilement par des cordons bien disposés; en les arrosant » plusieurs fois par jour, lorsqu'ils sont baissés, non seulement on » atténue la crudité de la lumière, mais on obtient une atmosphère » fraîche et agréable ». Dr F. Roux.

Les nattes indigènes, surtout les nattes des Bangalas, remplissent admirablement ce rôle de stores.

Outre cet agrément, ce supplément de confort qu'elles apportent, « les verandahs présentent des avantages nombreux. Nous en cité- » rons plusieurs : empêcher le soleil de chauffer les murailles et la » pluie de les détremper. Permettre en tous temps d'ouvrir portes » et fenêtres sans crainte du soleil ou de la pluie ; permettre en » toutes circonstances de rester en plein air et de profiter ainsi » même de la plus faible brise; agrandir sans grands frais l'habi- » tation, etc. (*Rapport de la commission d'hygiène de Boma.*)

Nous ne comprenons pas que certains chefs de stations aient voulu supprimer ces annexes si utiles, sous le prétexte qu'elles seraient un refuge de paresseux. En effet, si des agents veulent se dérober au travail et se coucher, ce n'est pas cet endroit où ils peuvent si facilement être aperçus qu'ils iront choisir; mais ils se réfugieront plutôt à l'intérieur des habitations.

Il faut aussi que l'on tienne compte des malades et convalescents qui peuvent, sur leurs verandahs, venir respirer l'air frais à l'abri des rayons du soleil.

Fondations et plancher. — Il faut, dit le *Rapport de la commission d'hygiène de Boma*, surélever les planchers des habitations d'au moins 2 mètres, afin d'éviter les émanations malariennes et l'humidité du sol.

On ne saurait assez recommander ce mode de construction, préconisé du reste par tous les auteurs qui se sont occupés d'hygiène tropicale et qui tous s'accordent à dire qu'il faut laisser un espace *où l'air puisse circuler librement*, entre le plancher du rez-de-chaussée et le sol.

Nous avons souligné les mots « puisse librement circuler », parce que nous pensons que c'est aller à l'encontre du but proposé que de permettre d'utiliser cet espace comme magasin. Evidemment il vaut mieux qu'il y ait, sous le plancher, un magasin plutôt que le sol directement, mais il vaut mieux encore qu'il n'y ait rien du tout; il faut aussi veiller à ce que les boys n'élisent pas domicile sous les habitations ainsi construites ou bien encore ne fassent de ce lieu un réceptacle d'immondices, ce à quoi ils sont fort enclins ; il faut veiller à ce que le sol, sous les habitations, soit maintenu dans un constant état de propreté minutieuse.

Nous croyons avec le Dr Henry qu'il n'est pas absolument indispensable d'élever le rez-de-chaussée à la hauteur de 2 mètres et qu'une hauteur de 1^{m}50 est suffisante.

Nous en arrivons maintenant à un autre ordre d'idées. Le parquet de nos habitations doit-il être en planches, ou bien en briques ou carreaux ?

Le parquet carrelé est indiscutablement le meilleur; mais il est difficile à exécuter, car il exige formellement d'être soutenu par des voûtes, et, au Congo, on ne trouve pas toujours facilement la chaux nécessaire pour bâtir de la sorte; de plus, il est indispensable de réunir les carreaux par du ciment pour en permettre le lavage; ce mode de construction ne sera donc pas toujours possible, quoique préférable à tout autre et le plus souvent devra-t-on se contenter de planchers en bois, que l'on aura soin de choisir bien dur. Il faudra ne se servir que de vieux bois, bien sec, afin d'éviter le plus possible, que sous l'influence de la chaleur et de l'humidité, les planches ne jouent et ne laissent entre elles des interstices par où passent les miasmes.

On a voulu parer à cet inconvénient en construisant des planchers doubles; mais, de même que les murs doubles, ces planchers deviennent des réceptacles à insectes, rats, lézards, etc., des foyers d'infection.

Dans les maisons en briques, le plancher repose sur un mur percé d'ouvertures assez larges pour permettre l'aération et le nettoyage des dessous; il est soutenu par quelques piliers de maçonnerie ou par des pilotis. Les maisons en bois ne sauraient avoir que des planchers en bois, si elles reposent sur des piliers ou pilotis; elles pourraient aussi reposer sur des voutes et avoir un plancher carrelé; mais nous ne voyons guère pourquoi ayant fait le soutènement en briques on ne ferait pas toute la maison avec les mêmes matériaux.

Les planchers des verandahs, toujours en bois, reposent aussi sur des piliers ou pilotis.

Nous croyons que pour empêcher davantage les émanations et la vapeur humide de s'exhaler du sol en dessous des habitations, il serait utile de revêtir d'une couche d'argile tassé, la partie située immédiatement sous la maison, ou, ce qui vaut mieux encore, pour que le drainage s'opère facilement, y répandre une couche épaisse de petits cailloux et de gravier, que dans bien des endroits du fleuve il sera facile de se procurer.

On pourra, enfin, établir autour de la maison une « aire » destinée à maintenir la sécheresse du sol.

Dans beaucoup d'endroits du Congo, on s'est contenté, en bâtissant, de surélever le sol du rez-de-chaussée de la manière suivante : ayant placé les fondations, on a élevé un mur jusqu'à une certaine hauteur (0^{m}75 à 1 mètre en moyenne), on a rempli l'espace circonscrit par la maçonnerie d'un mélange de sable, de terre et d'argile, arrivé au niveau désiré on a recouvert d'une couche d'argile tassé, destinée à servir de parquet, et puis on a continué à édifier la maison. D'aucuns ont, par dessus cette couche, disposé soit des carreaux, soit des briques placées sur champ, ce qui a sur le sol d'argile l'avantage de la propreté.

A la condition de dégager le pourtour de la maison par une « aire » d'une certaine largeur pour que les parois soient moins exposées à l'humidité, pareil système, bien que très inférieur à celui des voûtes ou même des simples pilotis et piliers, est, cependant, encore acceptable (fig. 10).

Murs. — Nous avons dit ce que nous pensions des doubles murs. Le jour où l'on pourra faire au Congo des briques creuses, vitrifiées, certes celles-ci, à cause du matelas isolant qu'elles renferment, de

leur excessive légèreté, seront préférables aux briques pleines;
mais nous n'en sommes pas encore là et c'est déjà très bien d'avoir
réussi à faire ces dernières.

Toits. — Nous avons déjà parlé des matériaux qui entrent dans
leur construction; voyons maintenant les types de toits.

Il pleut trop souvent au Congo, au moins pendant une partie de
l'année, pour que le système arabe des toits en terrasse puisse y
être pratiquement employé; les essais faits à Boma ont donné de
désastreux résultats, car, à chaque pluie, il pleuvait dans toutes les

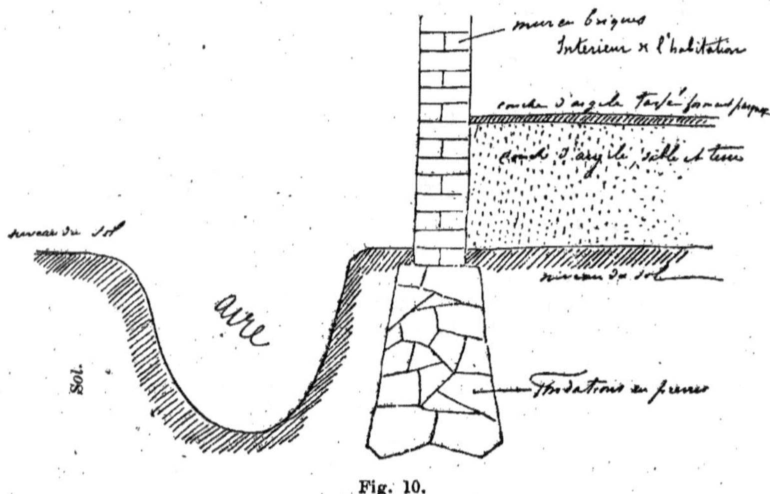

Fig. 10.

maisons ainsi construites et ce malgré que les voûtes qui sou-
tiennent les terrasses eussent été soigneusement bétonnées.

Il faut donc arrêter notre choix sur les toits en angle et en angle
assez aigu.

On a vu que nous accordions la préférence aux toits en tuiles;
l'étude du type de tuile à employer, du système de pointurage, etc.,
ressortent du cours de construction et ne seraient pas à leur place
ici, mais nous avons à étudier le moyen d'assurer une bonne ventilation indépendante des portes et fenêtres, et devant se faire par le
haut, par conséquent par le toit.

Comment obtenir ce résultat.

Deux systèmes sont en présence :

1° Le système du double toit (fig. 11) qui a l'avantage d'être très frais, car il garantit du soleil par sa double paroi en même temps qu'il assure une ventilation régulière; mais il exige une charpente très solide à cause de son énorme poids.

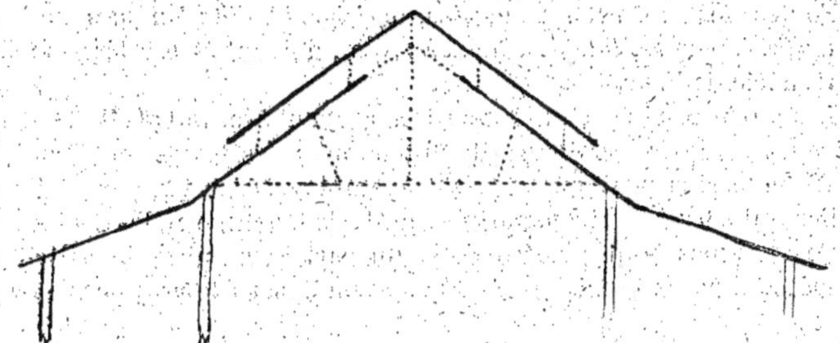

Fig. 11. Coupe d'un double toit; les lignes pointillées représentent les poutrelles de soutènement.

2° Le système du simple toit avec plafond en étoffe ou en planches, formant seconde couche protectrice qui exige des ouvertures pratiquées tout en haut des murailles, contre le plafond, ouvertures qu'on munira de volets pour pouvoir les clore, en partie durant les nuits trop fraîches de la saison froide et qu'on fermera au moyen de toiles métalliques ou d'étoffe légère pour empêcher l'introduction des insectes, des rats, etc.

C'est le type le plus pratique, mais nous croyons qu'il est utile, pour éviter l'échauffement de la couche d'air située entre le plafond et le toit, de surmonter ce dernier d'un ventilateur affectant précisément la forme réduite du double toit que nous venons de décrire (fig. 12).

Portes et fenêtres. — Il y a peu de choses à dire à ce sujet. Les carreaux de vitre n'existant pas dans le Haut-Congo, on s'en passe; la seule recommandation à faire c'est de fermer soigneusement portes et fenêtres pendant la nuit pour éviter de se refroidir.

Cube d'air des chambres. — « Chaque chambre occupée doit avoir
» un minimum de cent mètres cubes d'air, sans cela on est exposé
» à respirer constamment, et la nuit surtout, un air rapidement
» vicié.

» Au point de vue de la température également cette mesure

» d'hygiène est nécessaire, car l'air en faible quantité, dans les
» petits appartements, s'échauffe très vite. » (*Rapport de la commission d'hygiène de Boma.*)

Services accessoires.

Toutes les *annexes, magasins, cuisine, habitation des noirs,
magasin à poudre, latrines, urinoirs,* etc., doivent être relégués à la
périphérie de la station.

Les *latrines* méritent une mention particulière. Jamais il ne faut
faire usage de fosses fixes; il faut adopter des fosses mobiles. Le
système le plus pratique consiste à employer des touques, telles,
celles qui servent au transport de l'huile de machine et des couleurs.

Ces touques sont placées dans un certain nombre de guérites
placées à une petite distance de la station et *sous le vent de celle-ci.*

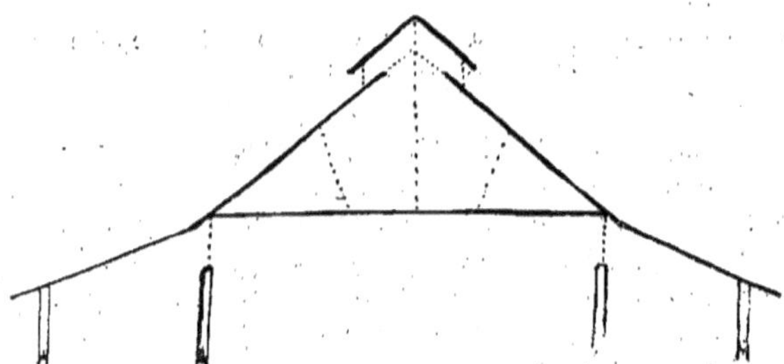

Fig. 12. Coupe d'un toit simple avec plafond et ventilateur.

Dans chaque guérite, par dessus la touque existe une chaise percée.

Chaque touque est vidée journellement et nettoyée soigneusement
*à la rivière, en aval de la station, à un endroit déterminé toujours le
même;* et au fond on dépose une couche de sable ou de terre.

Les excréments doivent être enfouis dans le sol, *à environ 800 à
1,000 mètres de la station et sous le vent de celle-ci;* ils pourront ainsi
servir utilement comme engrais et leur nocivité sera rapidement
détruite par le sol, un des meilleurs et plus puissants désinfectants
qui soient, à condition qu'on ne verse pas toujours la gadoue à la
même place, car « il faut estimer l'espace arrosable nécessaire à 30
» à 40 mètres par habitant. » Docteur NICOLAS.

Il ne saurait, naturellement, être question d'utiliser l'engrais humain dans la station même, la diarrhée tropicale et la dyssenterie, maladies fréquentes au Congo, étant éminemment contagieuses et se transmettant principalement par les déjections.

Il serait aussi à désirer que des *urinoirs*, également mobiles et journellement vidés, soient placés dans toutes les stations.

Cimetières. — Ils doivent être éloignés des habitations et sous le vent de celle-ci. Il faut veiller à ce que les eaux qui ont traversé le cimetière n'arrivent pas dans la station ; aussi faut-il placer le cimetière à une côte plus basse que celle de la station et séparée de celle-ci par un ruisseau ou une élévation. Il faut choisir, de préférence, pour y établir un cimetière, un endroit où le sol est formé par du terreau, plutôt qu'un terrain argileux ou sablonneux où la décomposition se fait mal. La profondeur des fosses doit être de 2 mètres sur 80 centimètres de large et la distance entre elles, de 3 mètres dans le sens de la largeur et de 1^m50 mètre dans le sens de la longueur.

DEUXIÈME PARTIE

MÉDECINE TROPICALE

Fièvres.

Les fièvres, nous l'avons déjà dit, sont le résultat d'un état général toxique qu'on appelle *paludisme* ou *malaria*; seulement, contrairement à ce que nous voyons en Europe, au Congo l'accès paludique n'est jamais franchement *intermittent*. Les fièvres congolaises sont, presque toujours, de type plutôt *rémittent* avec légère tendance à *l'intermittence*.

On entend par fièvre *intermittente*, une fièvre dans laquelle la température du corps après s'être élevée revient à la normale (37° sous la langue et sous les aisselles); y reste un, deux ou trois jours, pour remonter de nouveau, redescendre à la normale et ainsi de suite, avec chaque fois un intervalle régulier entre chaque accès, intervalle pendant lequel il y a rémission complète; tandis que, dans la fièvre *rémittente*, la température monte, descend, sans cependant atteindre la normale (37°), remonte à nouveau, redescend, etc., le tout très irrégulièrement sans que jamais, avant la guérison, elle atteigne cette normale. Quand celle-ci est atteinte, l'accès est généralement terminé.

Il n'y a non plus *aucune périodicité* dans les accès, tandis que cette dernière est la caractéristique principale de la fièvre intermittente.

Ce fait, que les fièvres congolaises ont une marche remittente, c'est-à-dire se rapprochant jusqu'à un certain point du type de la fièvre typhoïde, a permis à une certaine école médicale dont le chef est M. le docteur Treille, de révoquer en doute que le paludisme soit bien réellement l'agent déterminant des pyrexies congolaises.

« La fièvre remittente du Congo, dit M. le docteur Treille dans
» son ouvrage : *Les conditions sanitaires de l'Afrique et en particu-*
» *lier du Congo*, la fièvre remittente, expression clinique la plus
» caractéristique des bilieuses gastriques fébriles, n'est pas autre

» chose qu'un typhus. Elle prend sa place non loin du typhus
». ictérode ou amaril (fièvre jaune) et, toute séparée qu'elle en puisse
» être par la nature du microbe générateur, elle s'en rapproche par
» la symptomatologie et le cycle individuel thermique ».

D'une similitude de symptômes avec le typhus, le docteur Treille conclut donc à une similitude d'affection. Cette théorie est soutenue par Burot, Maurel, Treille jeune, Ranson, Collomb. D'autres auteurs, et nous nous rangeons complètement à leur avis pour les motifs que nous allons énoncer plus loin, assignent au contraire aux fièvres tropicales une origine commune avec les fièvres intermittentes, c'est-à-dire que les unes comme les autres seraient produites par un seul et même agent, le paludisme, et ne seraient que des effets différents d'une cause unique, l'une la remittente, n'étant qu'une complication, une forme pernicieuse plus ou moins grave de l'autre.

Les fièvres du Congo et les fièvres de nos Polders seraient donc produites par le même agent infectieux et les différences des climats produiraient les différences des symptômes de la gravité du mal.

C'est la théorie de Laveran, Barthélemy-Benoît, Kelsh et Kiener, Griesinger, Colin, Chevers, Frayer, Dutrouleau, Corre, etc.

Nous nous rangeons, avons-nous dit, à l'opinion de ces messieurs.

En voici les raisons :

Pour établir sa théorie, le docteur Treille pose deux affirmations :

1° Plusieurs médecins n'ont pu trouver, dans le sang de sujets atteints de fièvre bilieuse remittente, le microbe de Laveran ;

2° Les fièvres congolaises ne sont en aucune façon modifiées par le sulfate de quinine, qui est, M. Treille le reconnait, le médicament par excellence du paludisme. Voyons ce que valent ces deux affirmations, point de départ de toute la théorie.

Tout d'abord, si certains médecins nient avoir trouvé le microbe de Laveran dans le sang de fibricitants sous les tropiques, d'autres par contre affirment l'y avoir trouvé.

Le peu de certitude que l'on a à ce sujet doit être attribué au manque d'outillage des médecins qui se trouvent dans des foyers malariaux, car souvent, ce sont des médecins d'expéditions et qui n'ont pas eu les moyens de faire des recherches dans des conditions satisfaisantes.

Les données actuelles sont donc absolument insuffisantes, à ce point de vue, pour servir de point de départ à une théorie pour ou contre le paludisme ; mais pour ce qui concerne la seconde, l'effi-

cacité du sulfate de quinine, nous sommes à même de fournir des
renseignements nombreux, précis, basés sur une expérience considérable et, par conséquent, nous sommes autorisés, en réunissant
toutes les données thérapeutiques fournies par les médecins qui ont
séjourné au Congo, et qui sont unanimes dans leurs conclusions,
nous sommes, dis-je, autorisés à réfuter cette assertion de la manière
la plus catégorique.

Et cependant, que dit le docteur Treille?

« Ce qu'il importe, c'est de constater que la thérapeutique et la
» prophylaxie basée sur l'étiologie paludéenne exclusive des fièvres
» bilieuses intertropicales ont été persévéramment inefficaces. Si
» j'osais dire toute ma pensée, j'ajouterais que l'histoire médicale
» des cinquante dernières années permet de conclure que dans les
» formes les plus graves non seulement, elles n'ont donné aucun
» résultat utile appréciable; mais encore que leurs applications
» pratiques n'ont pas laissé d'être sans inconvénients et probable-
» ment sans dangers ».

Ailleurs encore :

« Là où seul le paludisme régnait en maître, comme on disait
couramment, seule la quinine devait suffire. Le malheur, c'est que
jamais elle n'a pu suffire dans les maladies des pays chauds ! »

On le voit, la théorie de Treille consiste bien en ceci : « La quinine
est le médicament du paludisme — elle est sans action sur la fièvre
remittente tropicale; donc celle-ci n'est pas produite par celui-là ».

Pareilles théories sont bientôt émises; mais quelle valeur leur
accorder quand elles reposent sur des bases aussi peu solides? Il est
bien facile d'écrire que la quinine est sans action sur les fièvres
tropicales; autre chose est de le prouver!

Or, l'expérience, les faits, donnent formellement tort à cette
opinion.

Tous les médecins belges ou étrangers qui ont fait au Congo un
séjour de quelque durée, MM. Mense, Sims, Dupont, Reyter, Bour-
guignon, Van Campenhout, Charbonnier, Etienne, Hinde, Carré et
maints autres, sont unanimement d'accord pour célébrer les
grands bienfaits qu'a produits l'usage raisonné du sulfate de quinine
et les cures merveilleuses obtenues par son emploi judicieux.

Pour ne parler que des cas exceptionnellement graves que nous
avons rencontrés, ne retenons que les fièvres bilieuses hématuriques
ou hémoglobinuriques, c'est-à-dire les fièvres tropicales du degré le
plus pernicieux.

Pendant notre séjour au Stanley-Pool, tant dans la station de

Léopoldville, qu'à la factorerie belge de Kinshassa et à la factorerie française de Brazzaville, nous avons été appelés à donner nos soins à vingt-cinq malades atteints de cette terrible affection.

Nous avons employé chaque fois le sulfate de quinine pour le traitement de la maladie, comme médicament principal et nous n'avons perdu qu'un seul malade,

C'est là un chiffre exceptionnel, nous le reconnaissons, et qui doit être attribué à des circonstances concomittentes, au fait par exemple que le confort dont les blancs jouissent au Pool, est constamment en progrès; mais nous savons, que dans des endroits moins favorisés, le nombre de morts par bilieuse hématurique, quand la médication quinique a été employée, n'a pas dépassé 10 p. c. du nombre des individus atteints.

Un médicament de maladie exceptionnellement grave, mortelle, accompagnée de symptômes terrifiants et qui permet de guérir 90 p c. de malades, peut-il être, en conscience, jugé comme inefficace?

Mais alors, dans toute la thérapeutique européenne, il n'y a plus un seul médicament ayant de la valeur, car quel est l'agent médical à qui l'on ne puisse reprocher d'avoir trompé l'attente du praticien, de s'être trouvé en défaut, dans une proportion au moins équivalente?

Et puis, le docteur Treille remplace-t-il le paludisme par autre chose; nous apporte t-il, pour appuyer sa théorie, un élément nouveau? Nullement! il suppose bien dans les miasmes telluriques ou maremmatiques, dans les eaux, etc., la présence d'un élément infectieux qui ne serait pas l'élément paludique; mais ce n'est là que pure hypothèse; cet élément nouveau, il ne le démontre ni dans le sol, ni dans l'eau, ni dans le sang, ni dans aucune partie du corps des fébricitants.

La conclusion de tout cela, au point de vue pratique, est bien facile à tirer. Nous possédons un bon médicament, ayant fait ses preuves; ayant de superbes états de service, ayant à son actif de nombreuses guérisons; toutes les théories possibles ne sauraient résister à cette constatation; et en matière médicale, comme en toute autre chose, c'est l'expérience qui décide en dernier ressort; possédant cet agent merveilleux, le sulfate de quinine, n'hésitons pas à l'employer de préférence à tout autre, jusqu'au jour où un nouveau médicament sera découvert, qui donnera des résultats plus brillants encore que lui-même; mais ne le sacrifions pas de gaîté de cœur, pour la plus grande gloire d'une théorie qui ne repose sur aucun fait précis, qui, tout au contraire, a pour point de départ, une affirmation reconnue erronnée.

Au reste, comme le dit fort bien le docteur Mense : « La fièvre » bilieuse se confond sous maints rapports avec la fièvre ordinaire » de « malaria »; *une limite rigoureuse entre ces deux catégories ne* » *saurait être tracée* ».

C'est-à-dire qu'entre la forme-type de la fièvre intermittente (fièvre des Polders) et la fièvre rémittente bilieuse congolaise, il n'y a pas de limite nettement tranchée ; mais que ces deux formes sont reliées entre elles par des chaînons multiples de formes intermédiaires, dans lesquelles les deux types principaux se confondent au point de rendre impossible une démarcation exacte, précise entre eux.

Passons maintenant à l'étude des fièvres qui se rencontrent au Congo.

Nous examinerons successivement :

La fièvre malariale simple ;

La fièvre malariale bilieuse;

La fièvre malariale bilieuse hématurique, ou, plus justement, bilieuse hémoglobinurique;

La cachexie paludéenne ;

La fièvre intermittente.

Avant de passer à l'examen de chacune de ces affections en particulier, disons d'abord d'une manière générale, qu'on distingue, dans toute fièvre, *trois périodes :*

Une période de température ascensionnelle ;

Une période d'état;

Une période de température descensionnelle; suivant que la température s'élève, reste élevée ou descend.

Au point de vue spécialement pratique où nous nous plaçons, nous aimons mieux distinguer en :

Période de froid ;

Période de chaleur;

Période de transpiration.

Cette classification est préférable pour l'application du traitement.

La période de froid correspond au début de la période ascensionnelle; la période de chaleur correspond à la deuxième partie de la période ascensionnelle et à la période d'état; enfin la période de transpiration correspond à la période descensionnelle.

Fièvre malariale simple.

Cette fièvre attaque presque toujours, et surtout, les nouveaux arrivés, et, alors, le plus souvent la *période de froid* fait défaut et le malade entre d'emblée dans la *période chaude*.

Plus tard, quand le sujet est mieux acclimaté, il n'en est plus de même et généralement, les trois périodes se distinguent nettement.

PÉRIODE DE FROID. — Caractérisée par des frissons. Le malade, quoiqu'enfoui sous des couvertures, claque des dents et ne parvient pas à se réchauffer, bien que la température dépasse la normale.

PÉRIODE DE CHALEUR. — La température monte à 40°, 41°, même on a déjà constaté 41 1/2° et 42°; elle se maintient à cette hauteur pendant environ quatre heures.

Naturellement, plus la température est élevée, plus le pronostic est grave.

Généralement il y a *vomissements*, quelquefois de matières biliaires;

Les *articulations* sont doûloureuses;

La *langue* est chargée, blanchâtre;

L'*haleine* est fétide;

Il y a *céphalalgie* (migraine) intense;

Quelquefois un peu de délire; parfois répulsion pour l'entourage; désir d'isolement;

Souvent la *respiration* devient haletante.

Pendant cette période les *urines* sont peu chargées.

PÉRIODE DE TRANSPIRATION. — Le malade se sent soulagé et la température baisse. Les *urines* sont rouges et chargées.

PRONOSTIC. — Généralement peu grave; cependant l'accès peut éclater avec une violence inaccoutumée; tous les phénomènes décrits plus haut s'aggravent brusquement, et le malade succombe au bout de très peu de temps. C'est l'*accès pernicieux*.

Traitement de la première période. Diète absolue. — Réchauffer le malade au moyen de couvertures, de thé faible chaud, et aux pieds, lui mettre un cruchon d'eau chaude ou une brique chauffée; en un mot chercher à amener l'apparition de la deuxième période.

Donner un purgatif; généralement on aura un bon résultat avec 30 grammes de sel anglais. (30 grammes de sel anglais représentent, à peu près, la valeur d'une cuillère à soupe bien remplie.)

Nous croyons inutile de fatiguer le malade par un vomitif, sauf indication spéciale.

Complications de la première période. — Il peut se faire, dans certains cas, très graves, que le frisson soit exagéré, tant en durée qu'en froid, et dégénère en *algidité*, c'est-à-dire en refroidissement complet du corps qui semble être devenu de *glace*, surtout aux extrémités.

Il faut alors avoir recours aux frictions sur tout le corps avec l'eau vinaigrée ou alcoolisée au tiers ou à la moitié. Ajouter un peu de cognac au thé que l'on fait prendre au patient ou donner un verre de champagne.

Donner la quinine à forte dose (un à deux grammes) ou mieux, en injections hypodermiques (1).

Enfin, des vésicatoires ou des rigollots derrière les oreilles, ou aux mollets produiront souvent un bon résultat.

Traitement de la deuxième période. — On maintient les couvertures et on continue à donner le thé chaud (2), pour amener la troisième période.

Complication de la deuxième période. — Il peut se faire que la période de transpiration tarde à paraître et que loin d'avoir la moindre tendance à baisser, la température ne fasse qu'augmenter. On peut alors donner l'antipyrine à la dose de deux, trois ou quatre grammes et même davantage ; malgré cela la température peut monter encore et atteindre 42°. Il n'y a plus à hésiter alors ; il faut employer les grands moyens, sans cela le malade est perdu.

Le meilleur de ces moyens consiste à plonger le malade dans un bain à une température de 25° environ. On l'asperge continuellement avec l'eau du bain, et pendant ce temps un aide ajoute de l'eau froide, tandis qu'un autre en retire la même quantité ; on arrive ainsi à avoir un bain d'eau froide, sans que le changement soit trop brusque pour le malade.

L'opération ne doit pas être trop longue et ne devra pas dépasser la demi-heure. Après cela, on frictionne énergiquement le patient, qu'on enveloppe ensuite dans de bonnes couvertures de laine.

Personnellement nous avons réussi à sauver un malade par ce moyen, mais il est inutile d'ajouter qu'il ne faut y avoir recours qu'à toute extrémité. Parfois aussi, la respiration devient très

---

(1) Nous indiquerons dans la partie pharmacologique de cet ouvrage la manière de pratiquer l'injection hypodermique de quinine

(2) Les thés de tilleul, de chiendent ou de réglisse sont préférables ; mais, à leur défaut on peut se contenter de thé de Chine léger.

pénible et le malade est fort oppressé. On peut appliquer, en ce cas, un rigollot au creux de l'estomac et avoir recours aux lotions vinaigrées.

Disons aussi qu'une dose de 1 gramme d'antipyrine favorise parfois l'apparition de la troisième période.

Le docteur Meuse recommande également l'usage de la poudre de Dower, cinquante centigrammes à un gramme par jour; ce médicament a la triple vertu, dit-il, d'être calmant, astringent et sudorifique.

Traitement de la troisième période. — Dès que le malade commence à transpirer, il faut administrer la quinine à la dose de 1 gramme en deux fois à une demi-heure d'intervalle. Le lendemain, et les jours suivants, au moins pendant huit jours, il faut prendre tous les matins un demi-gramme de quinine. Le lendemain il est utile aussi que le malade ne mange que modérément, et, au cas très possible où la fièvre reprendrait, il faudrait recommencer identiquement le même traitement. L'accès peut quelquefois durer plusieurs jours, et pendant ce temps le malade ne doit prendre que du lait, un peu de soupe ou un œuf.

Moyens préventifs. — Maintenir l'intestin libre en prenant un purgatif, dès qu'on remarque de l'irrégularité dans les selles.

Au bout de quelque temps de séjour, on sent venir l'accès et on peut parfois le prévenir en prenant une dose de quinine.

Sans admettre la théorie de la quinine quotidienne, nous croyons cependant qu'il est utile de prendre pendant une huitaine de jours un demi-gramme de quinine, chaque fois qu'on change d'habitat et par conséquent de régime et d'habitudes. Il sera également bon de prendre une dose de quinine, soit après une marche forcée, soit après avoir traversé un pays marécageux.

Nous ne pouvons assez répéter que le meilleur prophylactique de la fièvre, c'est une bonne hygiène et surtout une bonne nourriture. Voici encore, à titre de document, ce que dit à ce sujet le docteur Mense que j'ai déjà eu plusieurs fois l'occassion de citer, et dont l'opinion vient corroborer celle de M. le docteur Dupont, déjà énoncée et qui est du reste celle de presque tous les médecins congolais et la mienne propre.

« Quant à l'alimentation, j'ai pu à Boma, me convaincre de son
» heureuse influence sur la santé des blancs.
» Jadis le sanitarium passait pour très insalubre; aussi m'atten-
» dais-je, à mon retour de Léopoldville dans la capitale de l'État, à

» trouver ici un grand nombre de figures jaunes et pâles.

» A ma grande satisfaction, je n'ai vu à table que des figures
» réjouies, tout le monde faisait honneur aux beafsteacks et aux
» légumes frais.

» Ce spectacle m'a confirmé la justesse du proverbe : le « beafs-
» teack » est plus bienfaisant que la quinine elle-même.

» Dans un avenir plus ou moins prochain, les troupeaux de
» bestiaux donneront aux blancs de la viande fraîche en quantité
» suffisante.

» D'autre part la culture des plantes potagères leur procurera les
» légumes nécessaires. Ces deux facteurs contribueront efficacement
» à améliorer l'état sanitaire des Européens. Certes, la fièvre
» en clouera encore plus d'un sur le lit ; mais le patient aura plus
» de force pour supporter les maladies. »

- Le docteur Mense parlait ainsi vers la fin de 87. Depuis lors le
temps est venu qu'il avait prédit, la viande de bœuf est aliment
ordinaire à Boma ; le confort y est devenu sinon parfait, au moins
incomparable à ce qui existait du temps du docteur Mense, dont les
prévisions se sont aussi réalisées, comme nous avons eu l'occasion
de le déclarer déjà au point de vue de la diminution de morbidité et
de mortalité à Boma, correspondantes à cette amélioration du
régime alimentaire et du confort des habitants.

Complications qui peuvent accompagner les fièvres.

Quelquefois la fièvre se rejette sur l'un ou l'autre organe. C'est
dans ces conditions qu'on rencontre :

La *fièvre à forme gastrique*, dans laquelle l'estomac est particulièrement atteint ; elle est caractérisée par des vomissements
nombreux, et l'intolérence à l'introduction de toute nourriture ou
boisson. Dans ce cas l'administration d'un gramme d'ipeca sera très
utile, suivi de l'application d'un rigollot au creux de l'estomac et à
l'intérieur quelques gouttes de laudanum.

La *fièvre à forme diarrhéique*, caractérisée par la prédominance
des phénomènes intestinaux ; on en aura raison par un purgatif
suivi après effet de 30 gouttes de laudanum ou de chlorodyne.

La *fièvre à forme céphalique*, avec violente migraine à combattre
par l'antipyrine et les bains de pieds chauds à la moutarde.

La *fièvre à forme pneumonique*, avec toux et oppression. Lutter
par la potion kermétisée.

R. Kermès minéral, 25 centigrammes,
    Eau gommeuse, 150 grammes,
    Laudanum, 20 gouttes,
par cuillerées d'heure en heure.

Les badigeonnages de teinture d'iode sur le dos et la poitrine seront aussi très utiles.

La *fièvre à forme convulsive*, avec phénomènes nerveux exagérés. Lutter par 30 gouttes de laudanum ou chlorodyne et l'administration de 2 grammes de bromure de potassium.

La *fièvre à forme comateuse*, c'est-à-dire accompagnée d'*évanouissements*. Avoir recours aux frictions vinaigrées ou alcoolisées. Vésicatoires à la région du cœur. Faire respirer de l'éther, de l'ammoniaque; au besoin injection sous-cutanée d'une seringue de Pravaz d'éther.

Nous avons déjà étudié la *fièvre à forme algide* et celle à *température trop élevée*.

Ces différents types peuvent aussi se trouver réunis à deux, trois, ou plusieurs.

Parmi les complications de la fièvre malariale, nous avons encore à examiner la *fièvre à forme typhoïde* ou *fièvre typhomalarienne* et la *fièvre continue*.

FIÈVRE TYPHOMALARIENNE. — Ce type se rapproche beaucoup de la fièvre typhoïde dont elle se distingue surtout par le fait que les selles ne renferment aucun germe contagieux et que la façon dont elle se produit, et dont elle se comporte, n'atteignant jamais qu'isolément des agents n'ayant aucuns rapports entre eux, sans que son apparition puisse être attribuée à une cause endémique quelconque autre que le paludisme, implique clairement que l'on a affaire à une complication malariale et non à un processus inflammatoire tel que la fièvre typhoïde. Comme dans celle-ci, on rencontre la stupeur, l'agitation, le délire, les violents maux de tête, la grande faiblesse, la surdité, les saignements de nez, la langue, au début seulement chargée au centre, rouge aux bords, se chargeant par la suite d'un enduit noirâtre qui s'étend aux dents et même aux lèvres ; mais les tâches rosées lenticulaires du ventre et les gargouillements dans le flanc droit, caractéristiques de la fièvre typhoïde manquent ; la diarrhée n'a jamais, quant au nombre des selles, l'importance qu'elle a dans cette dernière, et manque même souvent.

Nous croyons que cette maladie a parfois été prise au Congo pour la fièvre typhoïde que pour notre part, nous n'y avons pas rencontrée.

La fièvre typhomalarienne a une durée d'environ 4 semaines, la 3° semaine étant celle où le cours de la maladie est le plus périlleux; c'est à ce moment que se décide le sort du malade; cette maladie, en effet, est très grave, et le malade succombe souvent.

Heureusement, elle est rare.

Traitement. — Il faut traiter par la quinine (1 1/2 à 2 grammes par jour en 3 ou 4 fois); donner le sel anglais s'il y a constipation. Soutenir les forces du malade par du lait, du bouillon, des œufs, un peu de vin. Donner comme boisson du café.

Si le malade, le cas peut se présenter, est incapable de prendre aucune nourriture, il faut avoir recours aux lavements nutritifs : un verre à vin de bordeaux avec 1 ou 2 œufs battus; et à l'injection hypodermique de quinine.

S'il y avait diarrhée celle-ci serait combattue au moyen du bismuth, 3 à 4 grammes par jour. Dans les cas de faiblesse extrême, quand le pouls devient insensible, donner le champagne et le cognac.

L'élévation trop considérable de la température sera combattue en associant un gramme d'antipyrine à chaque prise de quinine. Il se peut aussi qu'il faille avoir recours aux bains froids.

Fièvre continue. — Cette fièvre n'est qu'une typhomalarienne peu grave. Il y a rarement saignement de nez, et les phénomènes que nous avons signalés dans la typhomalarienne peuvent, ou manquer, ou diminuer fortement d'importance et de gravité.

La fièvre continue a comme la précédente, une durée moyenne de 4 semaines, pendant lesquelles, dans les cas ordinaires, le malade reste continuellement à une température entre 38° et 39°.

Traitement. — Le traitement consiste en quinine associée à l'antipyrine : 75 centigrammes de quinine et autant d'antipyrine, le matin ; 50 centigrammes de chacune à midi et le soir.

Comme dans la typhomalarienne combattre les symptômes et nourrir le malade.

Fièvre bilieuse remittente tropicale.

La fièvre bilieuse est, à proprement parler, une complication de la fièvre malariale où il y a prédominance de phénomènes bilieux ; mais la fréquence de cette complication fait qu'elle mérite une étude spéciale.

Elle présente généralement les 3 périodes (froide, chaude et de transpiration) bien distinctes.

Son début est presque toujours signalé par un *frisson* plus ou moins long accompagné de douleurs articulaires et de courbature générale.

En même temps apparaissent des *vomissements* BILIEUX, qui peuvent même être quelquefois sanguinolants par suite de la rupture sous l'influence d'efforts, de petits vaisseaux de l'estomac.

La *langue* est chargée, jaunâtre, noire au fond de la bouche;

Souvent les *dents* se chargent d'un enduit de mauvaise odeur;

L'*haleine* est fétide;

La *sclérotique* (blanc des yeux) devient jaunâtre;

La *peau* prend même aussi parfois cette teinte;

Forte douleur au *creux de l'estomac*;

Quelques fois *coliques* et *diarrhée*;

Le *foie* et la *rate* sont engorgés, augmentés de volume;

L'*urine* est foncée, d'un jaune brunâtre;

Généralement violents maux de tête qui persistent même après l'accès.

Traitement. — Dès le début, un purgatif. Dans ce cas nous donnons la préférence à la prescription suivante :

R. Calomel, 50 à 75 centigrammes,

Poudre de résine de jalap, 1 gramme,

à prendre en une fois.

Première et deuxième période. — Thé chaud et couvertures. Diète absolue.

Pas de boissons salées ou acidulées à cause du calomel.

Il est inutile de s'occuper des premiers vomissements qui sont plutôt salutaires et n'intervenir que lorsqu'ils persistent trop longtemps.

Alors il faut donner 1 gramme d'ipéca.

Le rigollot au creux de l'estomac sera aussi, généralement, d'un grand secours.

Enfin, si les vomissements résistaient à ses moyens, on peut donner :

R. Chlorhydrate de cocaïne, 25 centigrammes,

Eau, 100 grammes,

Cognac, 100 grammes,

Sucre, q. s.

Une cuillerée à café, chaque fois que le malade sent venir les vomissements. (1)

---

(1) On combat aussi les vomissements en donnant à prendre cinq ou six gouttes de teinture d'iode dans un verre d'eau.

Troisième période. — La quinine se prend comme dans la fièvre malariale simple à la dose de 1 1/2 à 2 grammes (50 grammes par demi-heure).

Dans les cas de vomissements persistants, il faut avoir recours à la méthode hypodermique (voir article quinine) ou au lavement de quinine.

Celui-ci se donne de la manière suivante :

On fait chauffer 2 grammes de quinine avec 1 gramme d'acide tartrique ou citrique et 30 grammes d'eau (1) qu'on injecte dans l'anus (2) immédiatement après qu'un grand lavement (3) préalable aura produit son effet.

Il est bon de continuer à prendre matin et soir 50 centigrammes de quinine pendant les 4 premiers jours qui suivent l'accès puis de diminuer la dose à 50 centigrammes le matin pendant les 4 jours suivants.

Le lendemain et le surlendemain il est utile de prendre en se levant, deux pilules antibilieuses et une les trois ou quatre jours suivants.

Quand l'accès est passé, la diète peut être rompue, mais le malade fera bien de se contenter d'une soupe et de deux ou trois œufs et de ne reprendre son régime antérieur que le surlendemain.

Fièvre bilieuse hématurique.

Cette fièvre est la manifestation aigue d'un état d'impaludation, c'est-à-dire d'empoisonnement malarial chronique; aussi n'atteint-elle généralement que les anciens Africains.

Cependant nous avons connu un cas où un malade a été atteint après huit mois, et un autre après un an seulement de séjour, mais ce sont là des exceptions.

La bilieuse hématurique frappe aussi quelques fois à leur retour

---

(1) L'acide citrique ou tartrique peut, en cas de nécessité, être remplacé par du jus de citron soigneusement bouilli et filtré.

(2) Il est indispensable que le voyageur en Afrique se munisse d'un bon clyso. C'est un appareil d'un prix inestimable, dont il aura là bas le plus pressant besoin.

(3) Le grand lavement se donne au moyen d'un clyso. On se sert d'eau tiède (30° à 35°) savonnée, on en injecte par l'anus tant que le malade en peut supporter. La selle suit immédiatement. La quantité qu'on peut ainsi injecter varie entre 1 et 2 litres.

d'anciens résidents qui reviennent en Afrique sans avoir séjourné assez longtemps en Europe, après leur terme, c'est-à-dire qui reviennent sans s'être débarrassés suffisamment des germes morbides qu'ils avaient amenés avec eux en Europe.

Cette maladie n'est nullement accompagnée d'une hémorragie rénale, comme on l'avait d'abord cru. La coloration des urines est due à la dissolution des globules rouges du sang dans le plasma ou liquide véhiculaire, sous l'influence du poison malarial (1); ces globules perdent leur matière colorante ou hémoglobine, qui passe dans les urines. Le véritable nom de cette maladie serait donc, non pas fièvre bilieuse hématurique, mais fièvre bilieuse *hémoglobinurique*. Il peut y avoir, il est vrai, quelquefois rupture de petits vaisseaux des reins et véritablement du sang dans les urines; mais en quantité toujours minime et dont il n'y a pas lieu de se préoccuper autrement.

Le docteur Dupont (de Bassoko), et nous nous rangeons à son avis, a dit au sujet de cette maladie :

» Cette fièvre ne se manifeste que chez d'anciens résidents en
» Afrique; généralement, ceux-ci sont privés de leur accès de fièvre
» habituel; depuis quelques mois ils n'ont plus eu maille à partir
» avec la malaria; ils se croient enfin à l'abri de ses attaques,
» lorsqu'un beau jour, ils sont frappés par l'hématurie qui a été
» occasionnée par une tristesse, une contrariété, soit sous l'influence
» d'un refroidissement, ou par un changement d'habitude, de
» régime. »

M. Dupont conseille aux agents qui ont déjà un certain temps de séjour au Congo et se sentent sous la menace d'une fièvre, de suivre un traitement préventif qui consiste à prendre tous les jours, 50 centigrammes de quinine et cinq à six gouttes de liqueur de Fowler.

Pour notre part, nous avons constaté, à maintes reprises, la néfaste influence du froid, surtout succédant brusquement à une forte exposition au soleil.

-----

(1) On sait que le sang est composé :
1° D'un plasma, élément liquide; 2° de globules rouges; 3° de globules blancs.
Les globules rouges eux-mêmes sont composés d'une matière albuminoïde renfermant dans ses mailles la matière colorante appelée hémoglobine. Cette hémoglobine n'est pas soluble dans le plasma d'un sang normal.

Prodromes. — On entend par prodomes les phénomènes qui précèdent l'éclosion d'une maladie.

Il arrive quelquefois qu'un accès hématurique puisse être prévu ; il est annoncé alors par un malaise général, céphalalgie, mauvais appétit et surtout mauvaise bouche (goût de cuivre), courbature, etc., comme dans la fièvre ordinaire ; mais une coloration spéciale, jaunâtre de la peau et des yeux et plusieurs petits accès successifs de petites fièvres froides, dénoncent la gravité du mal qui se prépare et peut parfois alors être évité en purgeant vigoureusement (calomel et jalap) et en prenant plusieurs jours de suite 1 gramme de quinine, gr. 0.50 le matin et gr. 0.50 le soir. En même temps, suivre un traitement arsénical. (Voyez liqueur de Fowler).

Cependant nous avons le plus souvent constaté que la maladie débutait sans que rien eût pu la faire prévoir.

Symptômes. — Les deux principaux symptômes de cette maladie sont : 1° la *coloration jaune* de la peau et du blanc des yeux, laquelle apparaît dès le deuxième jour de la maladie, souvent même dès le premier jour ;

2° La *coloration spéciale rouge foncé, violet, noirâtre des urines* (couleur vin portugais).

La maladie débute généralement par un *frisson*, plus ou moins violent suivant la violence de l'accès lui-même. Souvent il y a *vomissements*, mais ceux-ci peuvent cependant manquer ; ils sont de nature bilieuse et leur incoërcibilité est un caractère de gravité exceptionnelle. Les *selles* sont puantes et très foncées ; on peut y rencontrer aussi de la matière colorante du sang dissoute. Il y a *céphalalgie* intense, allant jusqu'au *délire*. Douleurs violentes au *creux de l'estomac* et *dans les reins*, enveloppant en quelque sorte le sujet d'une ceinture douloureuse qui constitue la souffrance principale de la maladie ; généralement aussi sensation douloureuse dans toutes les *articulations*.

La *température* n'est généralement pas élevée, 39° à 39°5. Naturellement plus haute est la température, plus grave est l'accès.

Le *foie* et la *rate* sont fortement engorgés.

Enfin nous considérons comme un symptôme des plus néfastes une diminution notable des *urines* ou leur suppression.

Traitement. — Étant donné que nous écartons l'ancienne théorie du sang dans les urines et que nous admettons que l'urine doit sa coloration foncée à la désorganisation des globules rouges qui cèdent leur hémoglobine au plasma ou liquide véhiculaire, nous ne pouvons admettre l'administration d'astringeants, tels qu'acide gallique, ergotine, etc., avec lesquels on prétendait combattre une hémorrhagie qui n'existait pas ; ces médicaments ne pouvaient avoir d'autre effet que d'empêcher les fonctions d'élimination de se faire convenablement et par conséquent d'emprisonner le loup dans la bergerie.

Nous nous adressons directement au poison malarial, au moyen de son antidote le plus puissant, la *quinine*.

C'est par elle que nous combattrons la maladie.

Cependant, nous devons une mention au perchlorure de fer qui, administré, dissous dans l'eau à la dose de un à deux grammes, dans certains cas où la coloration persistait, malgré tout, a rendu des services ; mais, pour notre part, sur vingt-cinq cas que nous avons eus à soigner, nous avons chaque fois, comme nous avons dit, réussi à arrêter l'hémoglobinurie par la quinine. Chez le seul malade que nous avons perdu par suite de cette affection, l'hémoglobinurie était vaincue ; mais le malade a succombé à l'anurie (urémie).

Voici les bases du traitement que nous suivions et qui nous a, sauf dans ce cas unique, toujours réussi.

Dès le début nous donnons le calomel et le jalap.

R. Calomel : 50 à 75 centigrammes.

Jalap : 1 gramme.

Lavez en même temps le gros intestin et débarrassez-le des matières qu'il pourrait contenir par un grand lavement à l'eau savonnée. (Voyez fièvre bilieuse.)

Sans attendre plus longtemps donnez la quinine.

Si vous possédez une seringue Pravaz, servez-vous, pour donner la quinine, de la méthode hypodermique. (Voyez l'article sur la quinine.)

Si vous avez du bromhydrate ou du chlorhydrate de quinine, injectez 50 centigrammes. (1).

Si c'est du bisulfate, injectez 75 centigrammes.

Si vous n'avez ni bromhydrate, ni bisulfate, mais simplement du sulfate ; il faudra le dissoudre de la manière suivante :

R. Sulfate de quinine : 1 gramme.

Acide tartrique : 50 centigrammes.

Eau : 5 grammes.

---

(1) Le chlorhydrate est le sel de quinine le plus soluble et par conséquent il doit, lorsque le choix est possible, être préféré comme exposant moins à des abcès que les autres sels de quinine.

Fairé dissoudre par l'ébullition.

Si l'on n'a pas de seringue de Pravaz, ce que nous considérons comme un malheur, car, dans les cas graves, nous préférons la méthode hypodermique à toute autre, force est bien d'administrer la quinine par la bouche ou par lavement.

Pour le lavement voir fièvre bilieuse.

Pour ce qui concerne la voie buccale, la fièvre bilieuse hématurique étant généralement accompagnée de vomissements, il sera souvent difficile d'en faire usage ; mais si ceux-ci font défaut, on peut avoir recours à ce moyen ; mais il faut donner la quinine *dissoute* à la dose de 2 grammes à la fois.

R. Sulfate de quinine : 2 grammes.

Acide tartrique, citrique ou sulfurique : 1 gramme.

Eau : 30 grammes.

Le *soir*, si l'apparition de l'hématurie a eu lieu avant 2 heures de l'après-midi, il faudra répéter le grand lavement et l'administration de la quinine, de préférence toujours par la méthode hypodermique, à la même dose que pour le début.

Le *lendemain matin*, nouveau lavement, nouvelle administration de quinine et le soir idem, à moins que la coloration des urines ne rétrocède, auquel cas on pourra cesser les injections de quinine et donner seulement 1 gramme par la bouche et un grand lavement.

Le *troisième jour*, ou bien la décoloration des urines est obtenue ; et alors on se contentera de donner, ainsi que les deux ou trois jours suivants, 2 pilules antibilieuses et 50 centigrammes de quinine le matin et un grand lavement et 50 centigrammes de quinine le soir ;

Ou bien, aucune amélioration ne se sera manifestée ; il faut alors continuer la quinine comme au début, on pourra en même temps essayer le perchlorure de fer (1 à 2 grammes par jour) ; donner un nouveau purgatif et continuer les deux lavements par jour ; dès qu'il y a amélioration se contenter d'un lavement le soir et d'un gramme de quinine par jour.

Continuer la quinine pendant un mois et purger dès qu'il y a un jour sans selle.

Bien que nous accordions la préférence aux pilules antibilieuses, il va sans dire que celles-ci peuvent être remplacées par tout autre purgatif.

Régime. — Le jour de l'attaque : diète absolue, le malade ne doit prendre que du thé peu fort et très chaud

Diète aussi le lendemain ; mais le thé peut être remplacé par de l'eau gazeuse (1) et un peu de lait.

Ce ne sera que le troisième jour, en cas d'amélioration que le malade sera autorisé à prendre deux œufs et un peu de soupe. Il pourra aussi prendre un peu de champagne dans de l'eau.

Le quatrième jour, idem.

Le cinquième un peu de poule ou un pigeon sont autorisés et ce ne sera guère que le sixième ou le septième jour que le patient pourra reprendre le régime régulier. Mais, comme toujours, après elle, la bilieuse hématurique laisse un degré d'anémie prononcé, il faut, au convalescent, un régime tonique reconstituant.

Viandes fraîches, vin de Bordeaux, traitement arsénical, pilules de Blaud, quinquina, de temps à autre un léger cocktail. Aucunes sortes de conserves ne pourront entrer dans ce régime.

D'autre part, malgré qu'il y ait des exemples assez nombreux de personnes ayant continué à séjourner au Congo, après avoir eu une première atteinte de bilieuse hématurique et réussi sans trop d'encombres à finir leur terme d'engagement, malgré qu'il y ait même des exemples de personnes ayant eu consécutivement, sans quitter l'Afrique, plusieurs attaques de cette maladie et qui ont su résister à ces nouveaux assauts ; nous n'en estimons pas moins qu'il est d'une extrême imprudence, que c'est jouer bien légèrement son existence et s'exposer à la mort que de rester au Congo après une première atteinte de bilieuse hématurique ; c'est un avertissement de la nature auquel il faut obéir et, pour notre part, nous conseillerons toujours aux agents qui ont été frappés une fois, de rentrer au pays sitôt que leur état le leur permet et de ne retourner en Afrique qu'après six mois au moins de séjour d'Europe.

Pronostic. — Toujours grave, la fièvre bilieuse hématurique n'est pas nécessairement mortelle ; mais le malade exige les plus grands soins.

Généralement le mieux, s'il doit y en avoir, se manifeste vers la fin du deuxième jour.

Complications. — La bilieuse hématurique peut donner lieu à

---

(1) Il faudrait dans chaque station et à bord de chaque steamer un appareil gazogène approvisionné de quantités suffisantes de bicarbonate de soude et d'acide tartrique. Ces appareils rendent les plus grands services, car l'eau gazeuse est le plus souvent, admirablement supportée par des estomacs qui rejettent tout autre liquide.

toutes les complications des fièvres malariales, lesquelles devront être traitées comme il a été dit dans le chapitre qui y a trait.

Les principales sont :

1° Vomissements (voir fièvre bilieuse);

2° Algidité (voyez algidité dans fièvre malariale);

3° Anurie, c'est-à-dire absence ou diminution notable de la quantité d'urine.

Cette complication se combat par tisanes et boissons copieuses; par application de cataplasmes sur le bas-ventre; en donnant des diurétiques : Caféine à l'intérieur ou en injections : 1 gramme de citrate de caféine en deux fois à trois heures d'intervalle; nitrate de potasse à la dose de 4 grammes.

Dans les cas où les vomissements persisteraient trop longtemps après l'accès, et empêcheraient le malade de prendre toute nourriture, donner des lavements nutritifs (deux œufs battus dans un verre de vin de Bordeaux).

Cachexie paludéenne.

Quelquefois. sans aucune cause apparente, sans fièvre aucune, on voit un agent s'étioler et dépérir; l'appétit disparaît, la peau prend un aspect cireux et les muqueuses se décolorent.

C'est parce que, bien qu'aucune manifestation fébrile ne le dénonce, le poison malarial existe dans le sang et y exerce ses ravages.

Il faut lutter contre cette forme de malaria par la quinine. 50 centigrammes matin et soir et le traitement arsénical; nourrir en même temps fortement et donner du vin et même de l'alcool.

Fièvre intermittente.

Cette fièvre est très rare au Congo. Nous l'avons décrite à propos de la fièvre malariale simple. On la combat en prenant 1 gramme de quinine en 2 prises 3 heures, avant l'heure habituelle de l'apparition des accès.

Quelquefois la fièvre malariale simple accuse une certaine périodicité et sera alors avantageusement combattue de la même manière.

Un dernier mot avant de quitter ce chapitre si important des fièvres. Disons, pour prévenir le lecteur, qu'une forme spéciale, très grave, de la fièvre bilieuse, dans laquelle les vomissements sont exagérés et deviennent noirs, pourrait être confondue et a été confondue avec la terrible fièvre jaune des Antilles, dont elle présente beaucoup de symptômes, mais dont elle se distingue par le fait essentiel, qu'elle n'est point contagieuse.

La *fièvre jaune* n'existe pas au Congo.

MALADIES DU TUBE DIGESTIF.

Estomac.

I. — *Paresse stomachale.* Manque d'appétit.

Il y a lieu de combattre cette affection dont le résultat immédiat est l'anémie.

Donnez 5 gouttes de teinture de noix vomique dans un dé à coudre de cognac, ou bien un verre de vin de quinquina une demi-heure avant les repas du midi et du soir.

Faites prendre une tasse de bon café après dîner.

II. — *Insuffisance du suc gastrique. Dyspepsie.* Caractérisée par la pesanteur d'estomac, indice d'une transformation lente et incomplète des aliments.

Donnez : R. Acide chlorhydrique à la dose de 20 gouttes dans un verre d'eau sucrée ; boire une ou deux cuillerées à soupe avant le repas.

Après ceux-ci, donnez 2 ou 3 grammes de bicarbonate de soude.

Régime léger, pas de conserves.

III. — *Acidité*, mieux connue sous le nom de *brûlant.*

R. Sous-nitrate de bismuth 1 gramme ;

Ou bien : R. Bicarbonate de soude 1 gramme.

Bannir les vins, alcools et épices et se mettre au régime lacté.

IV. — *Crampes.* R. Poudre de Dower 50 centigrammes ;

Ou R. Laudanum 15 à 20 gouttes, et en même temps, teinture d'iode ou même rigollot au creux de l'estomac.

V. — *Vomissements.* Vésicatoires ou rigollots au creux de l'estomac.

Injection sous-cutanée de 1 centigramme de morphine à la région stomachale.

Par la bouche, administrer : R. Laudanum 15 à 20 gouttes ;

Ou bien : R. Teinture d'iode 5 à 10 gouttes dans de l'eau sucrée.

Soit R. Chlorhydrate de cocaïne 25 centigrammes,
     Cognac 100 grammes,
     Eau 100 grammes,
     Sucre 30 grammes,
par cuillerée à café.

Diarrhées.

La diarrhée est une maladie très commune au Congo, et qui, vu sa tendance à passer, soit à la diarrhée tropicale chronique, soit à la dyssenterie, mérite une sérieuse attention.

Il est rare que les nouveaux arrivés ne soient pas sujets à des accès de diarrhées avec alternatives de constipation.

Cette maladie est due à une irrégularité dans les fonctions biliaires du foie, amenée par le changement d'habitudes, de régime et de climat, et par l'impaludation.

Le malade éprouve généralement de violentes coliques, les selles sont fréquentes, renfermant beaucoup de bile ; c'est le cas simple le plus ordinaire.

Le traitement consiste en un purgatif antibilieux : pilules antibilieuses, pilules de podophylline, huile de ricin.

Le plus souvent la diarrhée sera coupée rien que par le purgatif; si ce résultat n'est pas atteint, on pourra prendre alors :

Chlorodyne 10 gouttes de temps à autre ;

Ou bien laudanum 10 gouttes de temps à autre;

Soit : 4 grammes de bismuth en 4 prises de 1 gramme chaque fois à 2 heures d'intervalle ;

Soit encore, et c'est un médicament d'une action remarquable :

R. Acétate de morphine 5 centigrammes,
     Teinture de noix vomique 15 gouttes,
     Eau 150 grammes ;

Une cuillerée à café d'heure en heure.

On peut aussi essayer l'alun à la dose de 1 ou 2 grammes par jour.

Règle générale. — Jamais, au grand jamais, il ne faut arrêter une diarrhée sans avoir, au préalable, purgé le patient; car presque toujours, la diarrhée est due à la présence dans l'intestin d'une quantité anormale de bile, et, employer des agents constipants, avant d'avoir convenablement nettoyé le tube digestif, c'est *enfermer le loup dans la bergerie.* Nous avons la conviction que nombre d'agents n'ont été atteints de la dyssenterie que pour avoir négligé cette indispensable précaution.

Il peut arriver aussi que les selles renferment du sang, sans que pour cela le malade soit atteint de dyssenterie (1); mais alors, celle-ci est proche et il faut agir comme si elle existait réellement, c'est-à-dire donner l'Ipéca par la méthode brésilienne (voyez Ipéca) et continuer ensuite par la poudre de Dower (50 centigrammes à un gramme par jour).

Cependant, il peut se faire que, malgré tous les efforts, la diarrhée ne s'arrête pas, et suit son cours pour dégénérer soit en diarrhée tropicale dite de Cochinchine, soit en dyssenterie.

Diarrhée Tropicale, dite de Cochinchine.

Nous venons de voir que cette maladie peut succéder à une diarrhée simple mal soignée. Elle peut aussi avoir pour cause un *état de dénutrition*, amené par une nourriture insuffisante, grossière, par de mauvaises conditions hygiéniques, ou même par des influences morales dépressives, ou bien encore avoir pour point de départ un *refroidissement* du corps.

Symptômes : Selles fréquentes, très liquides, variables de couleur, à *odeur infecte*, contenant souvent des produits alimentaires.

Besoin d'aller à la garde-robe très impérieux, et, quelquefois selles involontaires, renfermant peu ou pas de sang.

Pas de sensation de poids ou de douleur à l'anus. — Les coliques, très violentes, siègent dans le bas ventre, le long du trajet de l'*intestin grêle*. Cependant, la dyssenterie pouvant exister en même temps que la diarrhée tropicale, on pourra rencontrer quelques fois dans les selles et les douleurs, les caractères de la première.

Le *teint* devient jaune, terreux; la *face* est amaigrie, à pommettes saillantes; les *yeux* enfoncés sous l'orbite et les paupières colorées en brun; le *nez* pincé.

L'*état général* devient très rapidement affaissé. Le *caractère* s'aigrit, le malade devient inquiet, irritable, hypochondriaque, au point de devenir insupportable. Le *foie* est plutôt diminué de volume, et la *température* a une tendance à tomber en dessous de la normale.

---

(1) Quand on rencontre du sang dans des selles il faut toujours se préoccuper de rechercher si ce sang ne provient pas d'hémorroïdes; celles-ci à cause des engorgements du foie, faisant obstacle à la circulation de retour, sont très fréquentes dans les pays chauds, et ont déjà plus d'une fois donné lieu à des méprises.

Généralement l'*appétit* est assez bon ; mais le malade a surtout envie des aliments qu'on lui défend.

Pronostic. — Grave, très grave. Souvent le malade meurt. Dès qu'il est en état de supporter le transport, il doit être rapatrié.

Traitement. — Nous croyons qu'il sera toujours utile de donner au début le calomel ou l'huile de ricin.

R. Calomel 75 centigrammes,

ou R. Huile de ricin 30 grammes.

Ensuite ordonner l'Ipeca d'après la méthode brésilienne.

Le lendemain on entamera le traitement par l'eau chloroformée (voyez chloroforme), que l'on alternera de jour à autre avec le traitement à la poudre de Dower, 50 centigrammes à un gramme par jour, associée au sous-nitrate de bismuth, 2 à 4 grammes et au camphre pulvérisé 20 centigrammes.

Comme nous l'avons déjà dit, dès que le malade va mieux et peut supporter le transport, le renvoyer en Europe.

Le régime est une partie très importante du traitement : il doit être à la fois léger et tonique.

On donnera le lait, les œufs, les légumes cuits.

On supprimera les fruits, les épices et les acides, mais on soutiendra les forces par un peu d'alcool. (Le cocktail (1), si cher aux Congolais, est ici indiqué).

Le vin (bordeaux) sera très utile.

Les bananes *rôties* ou *étuvées* peuvent être permises ; les viandes doivent être autant que possible supprimées, sauf les viandes blanches, au préalable hâchées (beefsteak américain) qui pourront, avec avantage, être prises crues.

N. B. Le vinaigre sera exclu de ces beafsteaks américains.

Dyssenterie.

Causes. — Nous venons de voir, à propos de la diarrhée, une des causes qui peut produire la dyssenterie.

De multiples autres causes peuvent aussi l'amener :

1° Le *froid*, surtout le froid nocturne ;

2° La *mauvaise alimentation* et les *privations* ;

---

(1) Nous n'en indiquons pas ici la préparation. Dès son arrivée à Boma, le nouveau sera initié à la fabrication de cette boisson, qui n'a que bien peu de choses de commun avec ce qui se débite sous ce nom dans les cafés d'Europe.

3° L'*eau* de mauvaise qualité;

4° La *contagion*.

Prophylaxie. — *Le froid* s'évitera en se couvrant bien la nuit, en ne conservant pas sur soi de vêtements mouillés, et surtout en portant la *ceinture de flanelle*.

Les précautions les plus minutieuses doivent être prises contre le froid. Voici ce que dit M. le Dr H. Dupont :

« Les abaissements de température, le refroidissement, le rayon-
» nement nocturne, interviennent comme une des causes déter-
» minantes principales de la maladie.

» L'action du froid est indéniable ; nous l'avons retrouvée dans
» la presque totalité des cas de dyssenterie que nous avons eus à
» soigner, et du reste si nous nous adressons à l'expérience de toute
» personne qui a séjourné dans les zones tropicales, nous recon-
» naîtrons que le moindre refroidissement se traduit par des troubles
» intestinaux variables suivant le degré de résistance du sujet ; les
» uns ressentent des coliques, d'autres présentent des phénomènes
» diarrhéiques, d'autres enfin sont atteints par la dyssenterie ou par
» l'entéro-colite chronique des pays chauds (diarrhée tropicale).

» Tous ceux qui ont écrit sur la dyssenterie font jouer un rôle
» très important dans l'étiologie de la maladie, dans les pays chauds,
» au refroidissement.

» La dyssenterie et l'hépatite comptent le froid parmi leurs causes
» les plus fréquentes ; tous les médecins coloniaux s'en portent
» garants » (NIELLY).

« L'alimentation constitue certainement avec les influences
» météorologiques une des causes de la dyssenterie » (ROUX).

« L'action météorologique se décompose habituellement en deux
» temps successifs : 1° action préalable sur l'organisme d'une tem-
» pérature élevée ; c'est la condition préparatoire prédisposante ;
» 2° abaissement plus ou moins brusque de cette température ; c'est
» la condition occasionnelle » (COLLIN).

« La dyssenterie est une maladie de froid » (NICOLAS).

« L'action du froid est indiscutable » (HOURSON).

Puisse cette unanimité des médecins, qui se sont occupés de la question, convaincre ceux qui nous liront de la haute importance qu'il y a à craindre le refroidissement, cet ennemi redoutable de l'homme sous les tropiques, ennemi d'autant plus à craindre que notre instinct même nous porte à le rechercher au lieu de l'éviter.

Pour ce qui concerne la *mauvaise nourriture* et la *mauvaise eau*, nous renvoyons à la partie « Hygiène » de cet ouvrage.

Quant à la *contagion* elle s'évitera en désinfectant soigneusement les endroits ayant été habités par des dyssentériques, en lavant les murailles et le plancher au moyen d'une solution d'acide phénique à 50 pour 1000 ou de sublimé à 1 pour 1000.

En brûlant les literies des dyssentériques décédés ou guéris. On lavera journellement leur linge dans une solution d'acide phénique à 50 pour 1000; leurs selles et déjections seront désinfectées par cette même solution qu'on mettra dans les vases destinés à les recevoir.

On enterrera immédiatement les selles provenant de dyssentériques dans une fosse profonde, éloignée de la station et sous le vent de celle-ci. Immédiatement après que les matières fécales auront été déversées dans cette fosse elles seront recouvertes d'une couche épaisse de terreau.

Dans les localités où il y a de fréquents cas de dyssenterie, il faut être d'une très grande prudence, vis-à-vis de l'eau, et ne se servir que de celle provenant d'un endroit qui ne pourrait pas avoir été contaminé par des déjections dyssentériques.

Les malades atteints de dyssenterie doivent être isolés.

Les cadavres des dyssentériques doivent être soumis à un lavage par les solutions antiseptiques phéniquée ou sublimée, et être inhumés dans les six heures du décès.

Ils seront ensevelis à une assez grande profondeur.

Les linges et vêtements qui auront servi pendant la maladie doivent être, après décès ou guérison, détruits par le feu.

Dès que la convalescence s'établit, le malade changera de pavillon et ne séjournera plus dans la chambre qu'il occupait durant sa maladie. Cette chambre doit être désinfectée comme nous l'avons déjà dit et de plus toutes les tentures et menus objets qu'elle contenait doivent être détruits par le feu.

La dyssenterie étant une maladie éminemment contagieuse, dans les endroits où des cas de cette affection auraient été constatés, les chefs de station ou le médecin, s'il y en a un, devront tenir la main à ce que les soins de propreté que nous avons décrits dans le cours d'hygiène au sujet de l'éloignement des matières fécales et de l'entretien des latrines soient soigneusement observés.

Aucune immondice, ni détritus, ne pourront jamais séjourner dans les habitations, ni dans les environs de celle-ci et la propreté rigoureuse des tenants et aboutissants de la station devra être entretenue avec un soin méticuleux.

Symptômes. — La dyssenterie est une maladie du gros intestin. Celui-ci suit un trajet partant de la partie inférieure droite du ventre vers le foie, traversant alors horizontalement l'abdomen pour redescendre à gauche vers le rectum. Dans la dyssenterie le gros intestin est *ulcéré* et peut même être *gangrené*.

C'est sur son trajet que siègent les douleurs abdominales.

La *maladie est généralement accompagnée de fièvre et d'hypertrophie du foie.*

Le besoin d'aller à selle est intense et le malade éprouve une *forte sensation de poids et de douleur à l'anus*. Il veut continuellement aller à la garde-robe; il s'efforce et ne peut excréter qu'un peu de mucus sanguinolent et gélatineux.

Ces garde-robes peuvent se renouveler jusqu'à cinquante fois par jour, sans apporter au malheureux patient le moindre soulagement.

Elles ont l'aspect de « *lavure de chair* » ou de « frai de grenouilles sanguinolent ».

Dans les cas graves, on ne tarde pas à voir apparaître des lambeaux membraneux qui accusent un commencement de gangrène intestinale.

Enfin apparaît le pus, et les selles perdent leur odeur jusque-là infecte et caractéristique, pour devenir fades et nauséeuses.

Le ventre est rétracté, les douleurs continues et intolérables.

Le malade est très prostré.

Dans le dernier stade de la maladie, la secrétion urinaire peut être presque supprimée.

Diagnostic. — Il faut se garder de confondre la dyssenterie avec des hémorroïdes ou un cancer du rectum.

On aura donc toujours soin, dans les cas où l'on constaterait du sang dans les selles, de vérifier si l'une ou l'autre de ces affections n'existe pas, ce dont on s'apercevra, le plus souvent, par simple inspection de l'anus et du rectum.

Complications. — *Péritonite.* — Celle-ci a toujours pour cause une perforation intestinale. Elle n'arrive donc jamais que dans la dernière période de la maladie, quand l'intestin est gangrené.

Cette complication est toujours mortelle.

L'*hépatite* et l'*abcès du foie* sont deux complications graves, et malheureusement fréquentes de la dyssenterie; ces maladies font l'objet d'un article spécial auquel nous renvoyons le lecteur.

La dyssenterie peut aussi amener des *chutes du rectum*, des hémorroïdes, et, enfin, lorsqu'elle a produit des pertes de substance de la muqueuse intestinale gangrenée, des *rétrécissements intestinaux*. Ces affections sont du domaine de la pathologie européenne;

et il faut renvoyer en Europe pour s'y faire soigner ou opérer, les malades qui en sont atteints.

Au reste, un individu atteint de dyssenterie grave, ne doit pas s'obstiner à rester au Congo; ce serait un suicide. Il faut qu'il rentre en Europe; sans cela il aura de continuelles rechutes et finira par être atteint de dyssenterie chronique.

Pronostic toujours sérieux et d'autant plus grave que le mal évolue sur un sujet plus affaibli.

Autres signes de gravité

Pouls irrégulier, peu sensible, vomissements, affaissement, délire, abaissement de la température du corps et refroidissement de la peau et surtout des extrémités, cessation brusque des douleurs, selles involontaires, fréquence des selles, hémorrhagie intestinale, augmentation de la proportion de lambeaux gangrenés dans les garde-robes, gangrènes locales et gonflement de la face.

Traitement. — Au point de vue du traitement, il y a lieu de distinguer la dyssenterie en deux types : la forme bilieuse et la forme inflammatoire.

La *dyssenterie à forme bilieuse* débute par une diarrhée bilieuse. Souvent elle est accompagnée de vomissements bilieux abondants et de dérangement gastrique.

Nous avons déjà touché un mot de cette forme de l'affection à propos de la diarrhée.

C'est la forme la plus fréquente, et elle atteint généralement les nouveaux arrivés.

Le *repos au lit* est indispensable pendant toute la durée de la maladie.

Comme médicament on donnera l'*Ipeca* par la méthode brésilienne. Si une première administration ne suffit pas, laisser au malade un jour de repos, puis recommencer. On évitera les vomissements en donnant au patient quelques gouttes de laudanum une demi-heure avant l'*Ipeca*.

Les douleurs pourront être combattues au moyen de pilules d'acétate de morphine à 1 centigramme, mais, nous conseillons, vu l'affaiblissement qu'entraîne la maladie, de ne pas dépasser deux à trois pilules par jour.

Dès que les selles redeviennent épaisses et copieuses, il est inutile de continuer l'Ipéca, et l'on prendra la poudre de Dower (50 centigrammes à 1 gramme par jour) associé à 2 ou 3 grammes de bismuth et à 20 centigrammes de camphre pulvérisé.

En même temps le patient suivra un régime très sévère d'où

seront exclues les viandes lourdes, les épices, les alcools, le vinaigre, les graisses, les féculents et les fruits frais ainsi que les légumes verts.

On donnera le lait, les œufs, l'arrow-roat, les biscuits et panades, les légumes et bananes étuvés, les viandes blanches hachées (en petite quantité) et le pain grillé Ne donner à boire que de l'eau ayant bouilli.

Éviter parmi les confitures celles qui renferment des graines.

On a beaucoup recommandé l'acide phénique : 1 gramme pour 100 grammes d'eau à prendre en un jour par cuillerées à café. Nous ne croyons pas beaucoup à l'utilité de cette médication, et nous préférons de beaucoup l'Ipeca. Cependant, nous devons reconnaître que vis-à-vis de la dyssenterie, l'Ipeca, tout en étant un excellent médicament, est loin d'avoir une valeur aussi grande que celle de la quinine contre les fièvres; et dans les cas où malgré les traitements par l'Ipeca, les selles continuent à contenir du pus et des membranes, nous conseillons le lavement à l'acide phénique : 1 gramme pour 100 grammes d'eau ou le lavement au nitrate d'argent 0.10 grammes pour 100 grammes, ou acétate de plomb, 0.50 grammes pour 100 grammes.

On préconise aussi beaucoup le grand lavement (lavage du gros intestin) par une solution à 5 pour 1000 de créoline.

Contre les vomissements on emploiera les traitements que nous avons déjà indiqués.

Contre la violente douleur anale on pourra essayer un lavement de chlorhydrate de cocaïne : 0.05 à 0.10 pour 100.

La *dyssenterie inflammatoire* débute brusquement et, au contraire de la précédente, est souvent précédée de constipation.

Elle est due à une suppression des fonctions du foie et l'action thérapeutique doit porter sur cet organe.

On donnera, dans ce cas, d'abord un purgatif, de préférence l'huile de ricin, pour débarrasser l'intestin des matières qu'il pourrait contenir.

Ensuite on administrera l'Ipeca par la méthode brésilienne, mais dans le but d'agir plus énergiquement sur le foie et de rappeler la secrétion biliaire insuffisante, on donnera en même temps 0.60 à 0.75 grammes de calomel, en une dose.

Renouveler, s'il y a lieu, l'Ipeca, mais ne pas renouveler le calomel.

Prendre les précautions indiquées à l'article calomel. Le reste du traitement et le régime sont les mêmes que pour la dyssenterie à forme bilieuse.

Vers intestinaux. — La dyssenterie peut aussi avoir pour cause la présence de vers dans l'intestin. On fera toujours bien, par conséquent, au cas où dans des excréments dyssentériques on constatait la présence de vers, de donner 25 centigrammes de santonine qui en les éliminant, eux, la cause première du mal, auront aussi pour effet de guérir l'affection.

Dyssenterie chronique.

La dyssenterie chronique offre de grandes analogies avec la diarrhée de Cochinchine.

Ce n'est cependant pas la même maladie. En effet, pour la dernière, le siège des lésions est dans l'intestin grêle, tandis qu'il est le gros intestin pour la dyssenterie chronique.

Dans toutes deux nous assistons à la même dénutrition de l'organisme; le malade va s'affaiblissant. Le teint devient jaune, terreux; les yeux s'enfoncent sous les orbites, le nez se pince. Le caractère devient inquiet, irritable, hypocondriaque. Le foie est diminué de volume et la température a une tendance à tomber sous la normale.

Le patient est extraordinairement sensible au froid. Cela tient à ce que, malgré l'appétit resté bon, le malade ne digère pas ce qu'il mange, car rien n'est absorbé; tout passe dans les selles, et, dans la diarrhée de Cochinchine, comme dans la dyssenterie chronique, l'individu succombe, en réalité, à la faim.

Ce qui distingue principalement ces deux affections, c'est que dans la dyssenterie chronique, on rencontre de temps en temps des selles moulées, ou, tout au moins un mélange de selles moulées et de selles liquides, ce qui n'est jamais le cas dans la diarrhée de Cochinchine.

En second lieu, la dyssenterie chronique succède toujours à une dyssenterie aiguë.

Caractères principaux. — La *langue* est rouge, dépouillée de son épithelium (l'épithelium est aux muqueuses ce que l'épiderme est à la peau);

L'*haleine* est infecte;

Les *gencives* sont saignantes;

Les coliques la sensation de poids à l'anus et le besoin continuel et impérieux d'aller à selle, caractéristiques de l'affection aiguë, ont disparu.

Les *selles* sont liquides, brunâtres, renfermant des parties moulées et des débris de nourriture, aussi parfois des lambeaux gangrenés de la muqueuse intestinale.

La faiblesse est extrême, le pouls très petit.

A l'auscultation du cœur on entend des souffles anémiques.

Souvent il y a des ulcérations et des excoriations aux endroits du corps soumis à la pression dans la position couchée (pointe des fesses, etc.)

La *fièvre* a totalement disparu.

Traitement. — Nous croyons que le meilleur traitement consiste dans l'administration des poudres suivantes :

R. Calomel, 10 centigrammes,

Ipeca, 50 centigrammes,

Poudre de Dower, 50 centigrammes,

Camphre pulvérisé, 50 centigrammes,

Sous-nitrate de bismuth, 4 grammes,

divisez en 5 paquets à prendre de deux en deux heures.

En même temps les lavements à l'acide phénique, nitrate d'argent ou créoline que nous avons déjà indiqués.

On a conseillé aussi la thérébentine (3 capsules par jour) associée à l'huile de ricin (Ralfe).

Le régime est le même que pour la diarrhée tropicale.

Diarrhée grise.

Les anciens résidents en Afrique sont parfois atteints d'une diarrhée grise à odeur infecte.

C'est signe d'un arrêt dans les fonctions du foie. Cette affection sera guérie par l'administration d'un bon purgatif. (Calomel et Jalap.)

MALADIES DU FOIE

Les maladies du foie que nous avons à considérer dans les pays chauds sont l'*hépatite aiguë* et l'*hépatite chronique*.

Avant d'en entamer l'étude disons deux mots de la percussion du foie, à laquelle nous devrons absolument avoir recours pour poser le diagnostic de ces affections.

La *Percussion* se pratique en appliquant l'index ou le médius de la main gauche à plat sur la surface que l'on veut percuter, de manière que la pulpe du doigt soit entièrement et partout en contact avec cette surface.

Alors au moyen du médius droit recourbé à l'angle droit sur la première phalange, on frappe le doigt de la main gauche, vers l'articulation la plus proche de l'ongle, d'un coup sec et détaché.

Ce mouvement de frapper doit se passer entièrement dans le poignet droit et non dans le coude, c'est-à-dire que l'on frappe absolument de la même manière que l'on touche une note pointée au piano.

Le *foie* donne à la percussion un son mat et plein, très facile à distinguer du son sonore du poumon au-dessus de lui, et du son tympanique de l'intestin en dessous.

Indiquons maintenant quelles sont les limites normales du foie à la percussion, afin que l'on puisse en apprécier les variations.

1° *Le bord inférieur* du foie ne doit jamais dépasser le rebord des fausses côtes droites, depuis la dixième jusqu'à une verticale passant par un point médian entre le sternum et le mamelon droit; à partir de ce point le bord inférieur se dirige vers la pointe du cœur qui bat généralement un peu en dessous et en dedans du mamelon gauche dans le cinquième espace intercostal;

2° *Le bord supérieur* de la matité hépathique doit correspondre au bord inférieur de la sixième côte droite depuis le sternum jusqu'à rencontre d'une ligne verticale passant par le mamelon gauche.

Quant aux dimensions de la matité hépatique normale, elles sont les suivantes, chez un sujet adulte normal :

12 *centimètres* de long sur une ligne verticale menée sur le côté droit du corps et qui prend naissance au centre du creux de l'aisselle droite; c'est la ligne axillaire droite;

8 *centimètres* sur la verticale passant par le mamelon droit, ou ligne mamillaire droite;

6 *centimètres* sur la verticale qui passe par un point médian entre le sternum et le mamelon droit ou ligne parasternale;

6 *centimètres*, également, sur la ligne qui passe par le milieu du sternum ou ligne médiosternale.

Le foie déborde le sternum de cinq à six centimètres sur la gauche; mais il y a lieu d'observer que la matité précordiale fait suite sans interruption à la matité hépatique.

Maintenant que nous avons bien posé nos points de repère, abordons l'étude de l'hépatite.

Hépatite.

L'hépatite est une affection du foie caractérisée surtout par la tendance à la suppuration. Elle peut, et c'est le cas le plus fréquent, survenir à la suite d'une dyssenterie; mais il n'est pas rare cependant qu'elle se déclare d'emblée.

L'hépatite est une maladie propre aux pays tropicaux, mais qui n'y est heureusement pas, au Congo du moins, aussi fréquente qu'on ne le pense généralement.

Les causes qui peuvent amener l'hépatite sont multiples :

1° Comme nous l'avons déjà dit, elle peut succéder à la dyssenterie ;

2° Les variations brusques de température,

3° La mauvaise alimentation,

4° Les excès alcooliques,

5° L'impalution, sont toutes causes pouvant avoir de l'influence sur la genèse de cette affection.

Symptômes. — Il faut considérer dans l'hépatite aiguë quatre périodes :

1° Période de congestion ;

2° Période d'inflammation ;

3° Période de suppuration ;

4° Période d'évacuation du pus.

Non pas que toute hépatite doive invariablement suivre ces différentes phases ; l'hépatite peut s'en tenir aux deux premières périodes, voire même à la première seulement.

Symptômes de la première période ou congestion du foie.

Dans cet état le patient ne s'aperçoit guère qu'il est atteint. A peine une inhabituelle sensation de poids dans le flanc droit le peut-elle prévenir. Cependant le foie est congestionné, augmenté en volume et la percussion démontrera facilement le fait, car la matité descend plus bas que le rebord des fausses côtes.

C'est la période de début, d'invasion si l'on veut, et souvent, à ce moment, un traitement approprié pourra empêcher la maladie d'évoluer suivant le cycle complet de ses quatre périodes ; en un mot, il est encore temps d'enrayer.

Le régime a ici une importante capitale.

Le malade sera astreint au régime lacté (1).

Comme médicament on donnera, soit :

R. Huile de ricin, 30 grammes.

Soit :

R. Calomel, 75 centigrammes et jalap en poudre, 1 gramme.

En même temps teinture d'iode ou même rigollot sur le foie.

---

(1) Le régime lacté consiste à nourrir le malade au moyen de lait, œufs, biscuits, soupes au lait, panades, à l'exclusion des viandes ou légumes et surtout de toutes boissons alcooliques quelconques.

Continuer les jours suivants à donner un léger purgatif, par exemple une ou deux pilules antibileuses ou 20 à 30 grammes de sel anglais.

Symptômes de la deuxième période ou inflammation du foie.

Avec la deuxième période apparaissent la *douleur* et la *fièvre.*

La *douleur* est très vive, s'irradiant parfois dans l'épaule droite (point douloureux sous l'acromion) (1), et à la pointe inférieure de l'omoplate, augmentant par la pression.

Il y a en même temps augmentation considérable du volume du foie, ce qui se reconnaît à l'étendue plus grande de la matité hépatique.

La *fièvre* débute par des frissons intenses suivis de chaleur et de sueurs abondantes.

En même temps il peut y avoir vomissements bilieux, diarrhée, agitation, insomnie, et même quelquefois léger ictère.

Sous l'influence d'un traitement approprié, la maladie peut encore rétrocéder, et la période de suppuration ne pas arriver, c'est-à-dire que l'accès peut se borner à n'être qu'une congestion intense du foie.

Traitement : 1° vésicatoire sur le foie.

En même temps donner : R. Calomel 1 gramme.

Poudre de Dower 50 centigrammes.

Continuer le lendemain la poudre de Dower et les purgatifs légers dont il a été question à propos de la première période.

Diète, régime lacté et repos au lit.

Troisième période de suppuration ou formation d'un abcès du foie.

La limite entre la deuxième et la troisième période ne peut guère s'établir, et la grande difficulté dans la pratique consiste à reconnaître si oui ou non il y a du pus dans le foie.

Il faudra distinguer si *l'abcès est superficiel ou profond.*

S'il est superficiel, des chances existent qu'il s'ouvre ou puisse être ouvert à l'extérieur ; mais s'il est profond, il est fort à craindre qu'il ne s'ouvre dans la plèvre, ou dans le péritoine et la seule chance qui reste au malade, c'est que, sous l'influence de l'inflammation, le foie contracte des adhérences, et que l'abcès s'ouvre dans les bronches, l'estomac ou l'intestin, sans souiller la plèvre ou le péritoine, grâce à ces adhérences ; mais ce sont là chances fort aléatoires, dont, cependant, on n'est pas sans exemples.

---

(1) L'acromion est le nom que porte la saillie de l'omoplate qui l'unit à la clavicule pour former l'épaule.

Si l'abcès est situé superficiellement on s'en apercevra à la localisation de la douleur en un point ou l'on remarquera une légère saillie pouvant aller jusqu'à l'effacement des côtes. Cette saillie peut être tuméfiée et œdématiée; la douleur à la pression y est exceptionnellement sensible, et quelquefois on pourra y sentir de la fluctuation.

Mais, si l'abcès est profond, il sera très difficile de constater sa présence. Généralement, s'il y a formation de pus, la fièvre diminue d'intensité et il en est de même des douleurs qui tendent à se localiser. Souvent les crachats prennent une teinte rougeâtre. Les vomissements et les autres symptômes semblent aussi rétrocéder; mais la fièvre et les frissons ne disparaissent pas, traînent en longueur, et, malgré le mieux apparent, le malade dépérit, maigrit, prend un teint jaunâtre, terreux, compliqué d'ictère; l'aspect général devient cachectique.

C'est l'indice de la présence de pus, et la situation du malade est très grave.

Cette troisième période se déclare parfois dès le douzième jour et il peut arriver que les phénomènes se succèdent avec une rapidité foudroyante.

La *quatrième période ou d'évacuation du pus*, est celle qui décide de la vie du patient.

Quand l'abcès est superficiel et directement accessible, il y a lieu d'intervenir chirurgicalement; mais c'est là une opération que seul un médecin peut entreprendre; il est donc inutile, la portée du présent ouvrage étant donnée, de nous étendre plus longuement sur ce sujet, et de donner ici les règles ou la mesure de cette intervention.

Dès que l'abcès est formé, les seules chances du malade, nous l'avons dit, résident dans la formation d'adhérences qui permettent au pus de s'écouler soit à l'extérieur à la peau, soit par les bronches, l'estomac ou l'intestin, sans se répandre dans la plèvre ni dans le péritoine, ce qui inévitablement entraînerait la mort.

L'abcès du foie est donc une affection des plus graves et le plus souvent mortelle.

Hépatite chronique.

Il est assez difficile de distinguer l'hépatite chronique de l'hépatite aiguë à forme non foudroyante, les symptômes se ressemblent et la différence essentielle n'est, en somme, qu'une question de durée. Les symptômes sont les mêmes et les conséquences aussi.

Cependant, l'hépatite chronique se présente parfois sous une forme plus ou moins insidieuse, c'est-à-dire que les symptômes qui permettent de la diagnostiquer sont difficiles à distinguer et peuvent même passer inaperçus.

Tout à coup l'abcès s'ouvre, et alors seulement l'on s'aperçoit, mais trop tard, de la gravité de l'affection en présence de laquelle on se trouve.

Les *symptômes* de l'hépatite chronique sont : la gêne dans le flanc droit avec douleur persistante au côté, à l'épaule et à la pointe inférieure de l'omoplate, à droite.

Le foie est augmenté de volume. Généralement il y a peu de fièvre; mais le malade dépérit et tombe quelquefois dans le marasme.

Il y a inappétence avec alternatives de constipation et de diarrhées.

Traitement : Vésicatoires à la région du foie.

Frictions à l'onguent mercuriel à cette même région.

A l'intérieur : Iodure de potasse, un gramme par jour. En même soutenir les forces par des toniques. Inutile d'ajouter que le rapatriement s'impose pour les malades ayant été atteints d'une forme quelconque d'hépatite.

SARNES, CRO-CROS

ou ulcères des pays chauds.

Cette affection, généralement connue au Congo sous le nom de sarne (du mot anglais « Sarn ») est une de celles qui se rencontrent le plus fréquemment. Elle atteint aussi bien le noir que le blanc.

Qu'est-ce que la sarne? quelle en est la cause? Est-ce une affection d'origine parasitaire, comme d'aucuns le croient? Est-elle due à l'anémie, comme d'autres l'ont prétendu? Est-ce un clou ou un ulcère?

Pour notre part, nous pensons que la sarne n'est autre qu'une des manifestations de l'état d'empoisonnement de l'organisme que l'on appelle impaludation et nous basons notre opinion sur la matière dont l'affection peut débuter.

La sarne se produit de deux manières; mais le résultat est

le même. Elle peut arriver d'elle-même, d'emblée, sans aucune raison apparente. C'est alors au début une sorte de clou ou mieux de pustule, car il n'y a pas de bourbillon; cette pustule, très douloureuse, contient du pus peu épais, de couleur sale, gris rougeâtre.

Pour peu que l'on néglige de soigner cette pustule elle grandit rapidement et ne tarde pas à se transformer en véritable ulcère, pouvant atteindre la dimension d'une pièce de cinq francs.

C'est surtout chez les noirs que l'on trouve des ulcères de cette étendue; mais il n'est cependant pas rare d'en rencontrer aussi chez des blancs, peu soigneux de leur personne.

La seconde manière, et, peut-être la plus fréquente, dont se produit la sarne, est la suivante : sous l'influence du paludisme, la moindre égratignure se transforme en ulcère présentant les mêmes caractères que celui qui a succédé à la pustule dont nous venons de parler.

La nature de cet ulcère est atonique, c'est-à-dire que c'est un ulcère rongeant, dont le fond est incapable de bourgeonner et, par conséquent, de reconstituer la matière perdue.

Le mode de traitement simplement aseptique ou antiseptique ne sera donc pas suffisant; il faudra aussi aviver le fond et les bords de l'ulcère par un caustique superficiel tel que le nitrate d'argent ou le sulfate de cuivre et ensuite employer le pansement humide (voir petite chirurgie de campagne), soit au sublimé à 1 millième, soit à l'acide phénique 25 millièmes, soit à l'acide borique 30 millièmes; malheureusement les sarnes s'attaquant surtout et presqu'exclusivement aux membres inférieurs, il sera très difficile, en marche, de faire usage de ce mode de traitement.

Nous conseillons alors de le remplacer par l'application de l'onguent suivant, appliqué sur la plaie et maintenu par un peu de gaze ou d'ouate; il faut d'abord cautériser si la plaie est étendue :

> Vaseline ou huile de palme, 30 grammes.
Acide borique, 3 grammes.
Sulfate de cuivre, 15 centigrammes.
Sous-nitrate de bismuth, 4 grammes, ou oxyde de zinc, 4 grammes.

L'addition à cet onguent de deux grammes de baume du Pérou donne des résultats encore plus favorables.

Renouveler journellement ce pansement et laver avant de appliquer avec la solution sublimée, phéniquée ou boriquée.

Continuer jusqu'à guérison absolue, sans cela la sarne récidive.

On a obtenu aussi de bons résultats avec un pansement encore plus commode pour la marche.

Après lavage antiseptique soigné et cautérisation on applique sur la plaie des bandelettes de sparadrap imbriquées (fig. 13). On

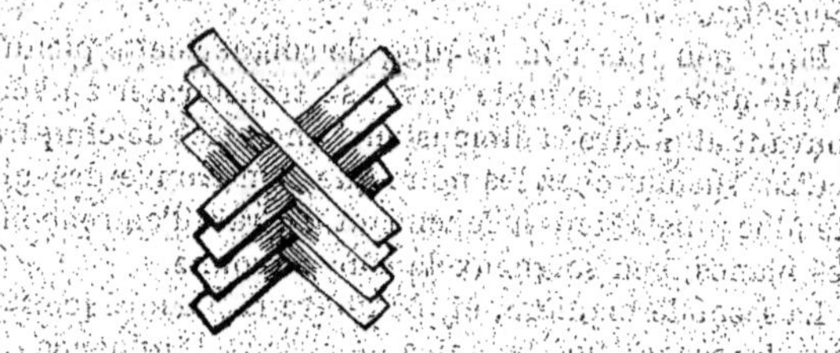

Fig. 13.

laisse le pansement deux ou trois jours ; puis nouveau lavage, nouvelle cautérisation et remplacement des bandelettes de sparadrap.

Quel que soit le mode de traitement employé, la sarne laisse toujours après elle une cicatrice indélébile, violet-noirâtre.

Une conséquence fort pénible et désagréable de ces sarnes, c'est l'engorgement des ganglions lymphatiques du pli de l'aine et la formation à cet endroit de bubons passant fréquemment à la suppuration. (Voir chirurgie, Bubons).

AFFECTIONS PARASITAIRES

Les affections parasitaires que nous avons rencontrées au Congo, chez des blancs, sont : 1° la gale ; 2° la puce chique ; 3° le tœnia ; 4° les vers intestinaux et 5° le ver de Cayor.

Gale.

Cette affection bien connue se rencontre assez fréquemment chez les noirs, qui parfois la communiquent aux Européens ; nous l'avons surtout observée sur des indigènes provenant de la région du Saukourou.

La gale est produite par l'acarus, parasite qui se loge sous l'épiderme ; il affectionne les intervalles des doigts, la face interne des articulations, surtout celles du coude et du genou, la peau du ventre et principalement la gaine de la verge.

L'acarus est généralement logé dans un petit sillon que l'on peut reconnaître assez facilement. La présence donne lieu à de petites vésicules, transparentes au sommet, produisant une démangeaison intense, surtout le soir, et qui sont presque toujours écorchées par des malades.

Souvent la gale se complique d'eczéma.

Traitement : Bain tiède d'une demi-heure et friction énergique au savon vert au moyen d'une brosse en chiendent, de manière à ouvrir toutes les vésicules ou sillons.

Nouvelle friction, avec du sulfure calcaire et nouveau bain d'une demi-heure.

Si une séance ne suffit pas, recommencer le traitement.

N. B. — Le sulfure calcaire peut être remplacé par la thérébentine ou par le pétrole.

On peut aussi se servir de l'une des pommades suivantes :

    R. Vaseline ou huile de palme, 100 grammes,

        Soufre, 20 grammes,

        Sous-carbonate de potasse, 10 grammes.

    R. Savon vert, 40 grammes,

        Soufre, 20 grammes,

ajouter le jus d'un ou deux citrons.

L'addition de 4 à 5 grammes de baume du Pérou à ces préparations a donné des résultats très favorables.

Puce chique.

La puce chique (pulex penetrans), en indigène : Chika, Madoudou ou Bayanzi, est un des fléaux du Congo.

C'est un insecte ressemblant assez bien à la puce commune, mais plus petit, dont la femelle fécondée pénètre sous la peau de l'homme pour y mettre ses œufs en sécurité.

Bien que, le plus souvent, la chique occupe la plante des pieds et le voisinage des ongles, on peut aussi la rencontrer sur les autres parties du corps.

Après que la chique a pénétré sous la peau, elle pond ses œufs. Ceux-ci sont contenus dans un sac situé sous le ventre de l'animal et qui atteint parfois le volume d'un pois.

L'insecte devient alors presque imperceptible.

Au moment de la pénétration, il n'y a guère de sensation douloureuse, surtout chez le nouvel arrivant; mais au bout de quelques jours, l'animal agissant comme corps étranger, il se forme un petit abcès, parfois suivi d'ulcération.

Dans certains cas très graves, le pied tout entier peut être envahi par les chiques. Ce fait n'a jamais été constaté, au Congo, que chez des soldats soudanais.

Traitement. — Le seul traitement est l'extraction du parasite. Les nègres et surtout les négresses sont très habiles à extraire les chiques. Il est bon de se faire examiner les pieds tous les jours, surtout à la saison sèche. Il faut que l'insecte, qui s'accroche assez solidement par les mandibules, soit extrait entièrement et intégralement, car si les mandibules restent accrochées, il se produira inévitablement un abcès et des ulcérations consécutives, lesquelles seront souvent suivies d'un bubon du pli de l'aine.

Après l'extraction d'une chique, il est toujours utile de cautériser au nitrate d'argent ou mieux à la teinture d'iode, la petite plaie produite par l'opération.

Dans les cas très graves où le pied tout entier est envahi par le parasite, il se peut qu'il faille avoir recours à l'amputation; mais ceci regarde le médecin.

Ver de Cayor.

Le ver de Cayor n'est autre que la larve d'une mouche se rapprochant des Lucilies. Cette mouche dépose ses œufs dans le sable et les larves pénètrent dans le corps des individus qui se couchent par terre. La présence, sous la peau, de cette larve qui rappelle assez bien l'aspect d'un gros asticot, n'occasionne guère d'accidents graves; il se forme généralement un abcès et elle s'élimine naturellement. On peut accélérer son départ et éviter l'abcès au moyen de cataplasmes et d'une incision.

Vers intestinaux.

Parmi les meilleurs médicaments destinés à éliminer les vers intestinaux autres que le tœnia, il faut ranger :

1° La santonine. Dose 30 centigrammes, par 10 centigrammes à la fois, associés à un purgatif;

2° Le calomel associé au Jalap.

R. Calomel 75 centigrammes,
Jalap en poudre 1 gramme,
à diviser en cinq doses à prendre à une heure d'intervalle.

Tœnia ou ver solitaire

Le tœnia est un parasite trop connu sous notre climat, pour que nous insistions fortement sur sa description.

Nous nous bornerons à indiquer les moyens de se débarrasser de cet hôte gênant et malencontreux.

Nous avons signalé, dans la première partie (Hygiène) de cet ouvrage, comment on reconnaît l'embryon du tœnia dans la viande de porc. Le moyen de l'éviter est donc tout indiqué.

La présence du parasite se reconnaît par le fait que l'individu qui en est porteur rend avec les selles des morceaux de ruban blanc, applatis, de longueur variable et larges en moyenne de un demi centimètre environ.

Traitement : La veille et l'avant-veille du jour où l'on veut administrer le médicament, mettre le malade à la diète ; ne lui permettre que du bouillon et en même temps lui faire manger de l'oignon et de l'ail.

Vers 6 heures du matin, donner le médicament tœniafuge :

Soit : 30 perles d'éther et une demi-heure après 30 grammes d'huile de ricin ;

Soit : R. Ecorce de racine de grenadier 60 grammes,

    Eau 750 grammes.

Faire macérer jusqu'à réduction à 500 grammes et donner en 3 verres de demi-heure en demi-heure.

Une demi-heure après le dernier verre 60 grammes d'huile de ricin.

Soit encore : R. Cousso 20 grammes,

    Eau 250 grammes,

faire infuser et avaler le mélange.

On peut aussi employer les graines de courge ou de citrouille ; en mâcher une soixantaine de grammes décortiquées au préalable et, une demi-heure après, prendre 60 grammes d'huile de ricin.

Enfin on a vanté l'action du chloroforme pris à la dose de 4 grammes dans 30 grammes de sirop de sucre, en trois fois, de 7 à 11 heures du matin ; à midi, prendre une dose d'huile de ricin.

Le Béri-Béri

est une affection des plus graves, malheureusement encore mal définie et dont la nature n'est pas suffisamment connue. Elle attaque de préférence les gens de couleur ; mais ne dédaigne cependant pas absolument les Européens, car on en cite quelques-uns qui lui ont payé tribut.

Jusqu'à présent, au Congo, la maladie semble surtout avoir sévi à la côte, parmi les employés du chemin de fer; à l'intérieur, elle a été très rarement observée.

Deux théories sont en présence quant à la cause qui produit cette redoutable affection.

D'après les uns, le béri-béri est une maladie infectieuse, c'est-à-dire que tout comme les fièvres, la fièvre typhoïde, la variole, etc., elle est due à une infection de l'organisme par un microbe spécial.

Pour les autres, le béri-béri est plutôt de nature scorbutique et serait dû à la mauvaise alimentation, au séjour dans des habitations mal aérées, situées dans le voisinage de marais, etc.

Quoi qu'il en soit, la maladie sévit surtout chez les gens nourris au moyen de conserves, de riz (ce dernier a même été accusé d'être l'auteur de tout le mal) et manquant de vivres, principalement de légumes frais. D'autre part, l'encombrement, la mauvaise aération, le mauvais emplacement des habitations peuvent en favoriser la genèse. Il est certain qu'il en est de même de l'abus des boissons alcooliques.

Qu'est-ce, que le béri-béri?

C'est une maladie à marche plutôt chronique qu'aiguë et qui a pour principaux *symptômes* :

1° *L'Œdème*, c'est-à-dire infiltration d'eau commençant généralement par les membres inférieurs, avec douleur vive à la pression et diminution ou même abolissement de la sensibilité. Cet œdème ne tarde pas à s'étendre à tout le corps et se remarque principalement à la face, autour des paupières; (1)

2° *Faiblesse extrême* allant jusqu'à la paralysie et débutant aussi par les membres inférieurs;

Quelquefois l'œdème peut manquer; d'autrefois exister concurremment à la paralysie et vice-versa.

3° *Sécheresse générale de la peau;*

4° *Diminution notable de la quantité d'urine;*

5° *Epanchement de liquide dans le ventre;*

6° *Dyspnée*, c'est-à-dire gêne respiratoire très prononcée;

7° *Refroidissement général* débutant par les extrémités.

Ce n'est pas ici le moment de discuter si ce cortège de phéno-

---

(1) On reconnaît qu'une partie du corps, un membre par exemple, où l'on constate un gonflement anormal est œdématiée, c'est-à-dire infiltrée d'eau, quand, en pressant avec le doigt, la place qui vient d'être pressée reste déprimée et conserve l'empreinte du doigt pendant un temps relativement long.

mènes dépend de l'appareil nerveux ou de l'appareil circulatoire. Par son énumération seule, le lecteur aura jugé de la gravité de l'affection, qui est, en effet, fréquemment mortelle. Chez les noirs, c'est le pire ennemi contre lequel le chemin de fer du Congo ait eu à lutter. Chez les blancs elle n'a pas encore, jusqu'à présent, pensons-nous, eu d'issue fatale.

Traitement. — Quel est le traitement du béri-béri ?

Nous sommes obligés, en ce qui concerne cette maladie, de confesser notre impuissance thérapeutique; en d'autres termes on ne connaît pas de remèdes à la maladie elle-même et l'on se borne à lutter contre les symptômes.

Il faudra donc soutenir le malade par des *toniques*, une nourriture facilement assimilable, et d'où l'on aura exclu toute conserve.

En même temps contre l'œdème on donnera les purgatifs et les diurétiques; par exemple :

Le sel anglais 40 grammes ;

ou bien aussi le calomel à la dose de 25 centigrammes par jour; ne pas dépasser six jours.

Le nitrate de potasse, à la dose de 4 grammes sous forme de limonade.

Les préparations de scille et de digitale viendront à propos; mais ne doivent être employées que par des médecins.

Enfin, il faudra, sans tarder, rapatrier le malade ou tout au moins le faire changer de climat, sans perdre de vue qu'une première atteinte de béri-béri prédispose à une seconde.

Coup de chaleur.

Le coup de chaleur est un accident produit par la chaleur naturelle ou artificielle et agissant *sur l'organisme tout entier.*

Le coup de chaleur peut atteindre, tout aussi bien l'homme se trouvant à l'ombre que celui qui se trouve en plein soleil; il se produit lorsque, par une température élevée, sans cependant être excessive, le renouvellement de l'air ambiant ne se fait pas d'une façon convenable.

Toutefois le coup de chaleur atteint de préférence les personnes exposées en plein soleil; et, le plus souvent, il se complique alors d'un coup de soleil; celui-ci est l'accident produit par l'influence directe des rayons solaires.

Fréquemment donc coup de soleil et coup de chaleur sont réunis; mais ils peuvent exister séparément.

Toutes les causes qui sont de nature à diminuer les échanges entre le sang et l'oxygène de l'air, peuvent être considérées comme favorisant la genèse du coup de chaleur. Ainsi l'alcool, par son action asphyxiante sur les globules rouges du sang, y prédispose indubitablement.

La viciation de l'air, soit par le manque d'aérage des locaux, soit par le défaut de dimension, soit même en plein air, quand il y a peu de vent et que l'air ne circule pas, soit dans des chemins encaissés, soit sous des bois trop épais, soit encore par l'accumulation d'un trop grand nombre d'individus sur un même point, ou bien, dans les marches de troupes, le manque d'espace entre les soldats par un temps chaud, sans vent, sont toutes circonstances favorables à la production du coup de chaleur.

C'est ainsi que l'on a observé en Europe (car le coup de chaleur sévit aussi sous notre climat) que cet accident frappe plus souvent les fantassins que les cavaliers, parce qu'à la surface du sol existe une couche d'air vicié plus lourd que l'air pur, où la circulation est peu active. La hauteur de leur monture soustrait les cavaliers à l'influence de cette couche.

C'est pour le même motif que le coup de chaleur frappe souvent les hommes couchés.

Quand donc le voyageur au Congo voudra, dans la journée, se reposer sous la tente, il aura soin d'en ouvrir les portières de manière à y établir une bonne ventilation, car, sous une tente fermée exposée au soleil, l'air ne tarde pas à être dans les meilleures conditions possibles pour procurer un coup de chaleur à celui qui aurait commis l'imprudence de s'y renfermer.

Le degré hygrométrique, c'est-à-dire la quantité de vapeur d'eau que contient l'air ambiant a aussi sa valeur. Un air trop humide, empêchant la transpiration de se faire normalement, est un agent asphyxiant et par conséquent favorise l'apparition du coup de chaleur.

Symptômes. — Les symptômes du coup de chaleur sont principalement de nature asphyxique ; mais, suivant que l'accident est compliqué ou non de coup de soleil, ils peuvent varier beaucoup.

Quelquefois le coup de chaleur est précédé de prodromes qui permettent de l'éviter.

Ainsi l'accident débute parfois par de fréquents besoins d'uriner qui ne produisent, à chaque miction, que quelques gouttes de liquide.

En même temps il y a suffocation, malaise général, et souvent nausées et vomissements.

Parfois il y a des troubles de la vision : les objets paraissant vagues, comme auréolés de bleu, rouge, jaune ou vert.

Les phénomènes nerveux sont très variables : il peut y avoir coma absolu, c'est-à-dire perte complète de conscience et de connaissance, affaissement général, suppression de tout mouvement ; et, d'autre part, surtout quand l'accident est compliqué de coup de soleil, on rencontre du délire, des convulsions, qui peuvent même quelquefois revêtir une forme épileptique.

Le malade peut, du reste, passer sans motifs apparents de l'état comateux à l'état convulsif.

Un des principaux et des plus remarquables symptômes, est l'élévation extraordinaire de la température du corps, atteignant rapidement 42°, 43° et même 44°.

La peau est sèche et brûlante, et il y a absence complète de transpiration.

Le pouls est généralement faible, quoique précipité, tandis qu'il est fort (cérébral) dans le coup de soleil.

L'anxiété respiratoire est un caractère très fréquent ; le malade étouffe et respire jusque cent et des fois à la minute.

Parfois on a constaté aux lèvres et aux narines la présence d'une mousse sanguinolente.

Traitement. — Tout d'abord soustraire le malade aux causes qui ont amené l'accident, et établir autour de lui un courant d'air énergique, au besoin au moyen de grands écrans que l'on fait manœuvrer par des aides. Lui enlever tout ce qui, dans ses vêtements, peut gêner la respiration.

En même temps affusions froides sur tout le corps et même bain froid général.

Donner à boire de l'eau ou du café froids.

Respiration artificielle. Vésicatoire au cœur et aux mollets. Injection sous-cutanée d'éther.

Quand le malade revient à lui, un verre de champagne.

Il est toujours utile, le coup de chaleur pouvant être lié au paludisme, de faire une injection sous-cutanée de quinine aux doses indiquées pour la fièvre bilieuse hématurique.

Pronostic. — Le coup de chaleur est un accident très grave et très souvent mortel.

Prophylaxie. — Nous avons indiqué les moyens de parer au coup de chaleur en indiquant les causes qui l'amènent.

Nous préconisons, dans les locaux fermés, l'emploi de grands écrans ou « pankas » pendus au plafond et qu'un négrillon met en mouvement au moyen d'une corde.

Coup de soleil

Le coup de soleil ou insolation est, nous l'avons déjà dit, un accident purement local, produit par l'action directe des rayons solaires thermo-chimiques sur les parties du corps qui y sont exposées. L'action de ces rayons amène un érythème, c'est-à-dire une inflammation et un afflux de sang; au cuir chevelu, cette inflammation peut s'étendre au crâne et aux enveloppes du cerveau, déterminant ainsi une série de phénomènes analogues à une véritable congestion cérébrale.

Symptômes. — La face est colorée, les yeux sont injectés, la respiration est haletante, les muscles sont privés de leur contractilité normale, comme si le malade était chloroformé. L'accès est parfois accompagné de convulsions. Le pouls est très fort et précipité. Il y a souvent aussi nausées et vomissements.

Traitement. — Si la congestion de la face est très marquée, il y a lieu de faire une saignée et d'appliquer des sangsues aux apophyses mastoïdes, c'est-à-dire derrière les oreilles (1).

Un vésicatoire à cet endroit est utile aussi, ainsi que les affusions froides sur la tête.

En même temps un lavement purgatif; donner de l'eau froide à boire; soustraire le malade à l'influence du soleil.

Prophylaxie. — Le seul moyen de se garer du soleil est une bonne coiffure; nous renvoyons le lecteur à ce que nous avons déjà dit à ce sujet dans la partie Hygiène de notre travail.

MALADIES DE LA PEAU

Nulle part, les maladies de la peau ne sont plus fréquentes, que sous les tropiques. Il faut attribuer ce fait à l'excès de transpiration et de circulation périphérique due à la haute température extérieure.

---

(1) Faute de sangsues ou de savoir pratiquer une saignée, celui qui donne ses soins à un homme frappé d'un coup de soleil, ne doit pas craindre de faire quelques bonnes incisions derrière les oreilles et de laisser saigner.

La plus commune de ces affections est la *bourbouille*, encore appelée « chien rouge », maladie d'une fréquence extraordinaire; mais de gravité nulle, extrêmement désagréable à cause de l'insupportable démangeaison qu'elle occasionne et qui peut aller jusqu'à priver le patient de sommeil.

La bourbouille est due à l'irritation causée à la peau par la transpiration; de là, l'opinion que la bourbouille n'existe jamais en même temps que la fièvre et que quand celle-là apparaît, celle-ci disparaît. Ce phénomène a lieu parce que le malade, lorsque la fièvre rétrocède, commence à transpirer.

Elle n'est donc qu'effet et non pas cause de la disparition de l'accès fébrile.

Pour éviter la bourbouille, il faut prendre des soins de propreté journaliers, se laver le corps à grandes eaux, changer fréquemment de linge.

La flanelle a, chez certaines personnes prédisposées, l'inconvénient de produire la bourbouille; il faut alors la remplacer par de la soie ou du coton, car l'insomnie provoquée par les démangeaisons peut finir par provoquer la fièvre.

L'usage de savon de mauvaise qualité, soit pour les soins de toilette, soit pour le lavage des vêtements peut aussi amener la bourbouille.

Comme remède, il n'y a que les lavages à l'eau boriquée (borax ou acide borique 3 p. c.) et les frictions à la vaseline.

Nous avons aussi obtenu un soulagement momentané par des lavages au moyen d'eau de Cologne; après une première sensation de douleur assez cuisante, une rémission de quelques heures survenait qui permettait au sommeil d'arriver.

Si l'affection siège aux bourses, saupoudrer avec de la poudre de lycopode ou d'amidon.

Les *furoncles* ou *clous* doivent être combattus au moyen de cataplasmes de farine de lin, de manioc ou de riz. Il est préférable d'employer le cataplasme moderne qui n'est autre que le pansement humide antiseptique. Donner un purgatif.

Dès que le clou est mûr, c'est-à-dire blanc, il faut évacuer le bourbillon, ce qui s'obtient soit en faisant une petite incision libératrice au moyen de la lancette, soit simplement en pressant doucement avec les doigts. Appliquer ensuite un pansement humide antiseptique.

L'*anthrax* se rencontre aussi parfois; il est caractérisé par ses dimensions; c'est une tumeur rouge-violet, large à la base, molle au sommet, chaude et douloureuse, grande comme une pièce de cinquante centimes ou d'un franc et plus. Au début, faire également usage de cataplasmes et donner un purgatif. Quand l'anthrax mûrit, il y a perforation spontanée par plusieurs points ; issue de pus sanguinolent et de tissu cellulaire mortifié ; il faut inciser largement et profondément en croix ; laver au moyen d'une solution antiseptique et appliquer un pansement humide antiseptique ; renouveler journellement le pansement.

L'anthrax est généralement accompagné de fièvre et peut, parfois, avoir des conséquences graves.

Une autre affection assez fréquente au Congo est l'*eczéma*, qui consiste en pustules ou boutons, assez rapprochés les uns des autres et renfermant un liquide séro-purulent.

Après écoulement de ce liquide il se forme des croutes et les plaies n'ont guère de tendance à guérir.

L'eczéma siège de préférence aux bourses et aux coudes ; mais peut parfois, surtout chez des sujets anémiés, envahir tout le corps.

Le traitement consiste en l'administration interne d'arsenic (traitement arsenical) et de fer (pilules Blaud).

Enlever les croutes par un pansement humide boriqué ou sublimé, pas phéniqué (l'acide phénique est parfois irritant).

Ensuite appliquer une couche d'onguent de zinc, ou d'onguent au bismuth (4 à 5 grammes pour 30 grammes d'excipient), ou bien encore de baume du Pérou.

Si l'affection siège aux bourses, on prescrira de porter un suspensoir pour maintenir le pansement et aussi pour garantir ces parties contre les frottements dus à la marche.

EMPOISONNEMENTS

Dans la partie Thérapeutique du présent *Vade Mecum*, nous donnons, à côté de chaque médicament dangereux, le contre-poison.

Nous nous bornerons à indiquer dans ce chapitre, d'une manière générale, la conduite à tenir en présence d'un cas d'empoisonnement.

A) La première indication à remplir est d'*évacuer le poison*. Pour cela on peut se servir soit :

Emétique : 5 à 10 centigrammes ;

Ipeca : 1 à 2 grammes dans un verre d'eau chaude ;
soit encore :

Sulfate de zinc : 1 à 2 grammes dans 200 grammes d'eau chaude ;

ou bien, sulfate de cuivre : 20 centigrammes également dans de l'eau chaude (200 grammes).

Si, d'après le temps écoulé, on a lieu de penser que le poison a pénétré au delà de l'estomac, et se trouve déjà dans les intestins, on administrera un *purgatif* en même temps que le *vomitif*, tel le *sel anglais*, dose 50 grammes; tel l'*huile de ricin*, dose 60 grammes; tel encore, et le moyen a été fortement recommandé, car l'action est à la fois vomitive et purgative, l'administration de sel à la dose de 50 grammes par litre d'eau ; donnez en à boire tant que le malade en peut supporter.

Ce système est surtout préconisé dans les empoisonnements par les végétaux.

Il est souvent utile, dans les mêmes circonstances, d'ordonner au patient du blanc d'œuf battu dans de l'eau. L'albumine de l'œuf, en se coagulant dans l'estomac, enserre le poison dans ses mailles et l'évacuation de celui-ci par vomissement est ainsi favorisée.

B) Quand on aura obtenu ce premier effet (l'évacuation), il faudra administrer le contre-poison Il y a deux espèces différentes de contre poisons : *a)* ceux qui forment avec le poison une combinaison insoluble et par conséquent inoffensive ; *b)* ceux qui ont sur le corps une action contraire à celle exercée par le poison et par suite combattent les effets de celui-ci.

Dans la première catégorie on peut ranger : le bicarbonate de soude dans les empoisonnements par l'alun et le sulfate de zinc ; le fer dyalisé, la magnésie dans celui par l'arsenic; le sel dans celui par le nitrate d'argent; le chlorate de potasse dans les accidents mercuriels ; le vinaigre dans l'empoisonnement par l'ammoniaque; le tannin dans celui par le kermès, etc.

Dans la deuxième catégorie il convient de ranger le café et l'atropine contre-poisons de l'opium et de ses alcaloïdes : morphine, codéine, etc.; le bromure de potassium dans l'empoisonnement par la noix vomique (strychnine).

C) Ces contre-poisons de la deuxième catégorie font plutôt partie des moyens à employer pour combattre les conséquences de l'empoisonnement sur les organes.

Les deux fonctions sur lesquelles l'action des poisons se fait le plus directement sentir sont la *respiration* et la *circulation*.

Il faudra donc toujours surveiller ces fonctions en cas d'empoisonnement ; et agir pour les rappeler si elles tendaient à disparaître ou à diminuer.

Dans ce but on emploiera : la respiration artificielle, les vésicatoires au cœur et aux extrémités, les frictions, les couvertures chaudes, etc., en un mot, tous les moyens propres, avons-nous dit, à ranimer ces fonctions essentielles.

Dans les cas où le poison amène une *excitation* ou des *douleurs exagérées*, user largement des calmants et ne pas hésiter à donner la morphine ou le laudanum.

Si les phénomènes prédominants sont la *prostration*, l'*évanouisse-ment*, le *coma*, donner les excitants, le café, le vin, le champagne, l'alcool, au besoin injection d'éther.

Nous allons parler maintenant de quelques cas spéciaux d'empoisonnement.

Empoisonnement par les champignons.

Sur les marchés de la route des caravanes, les indigènes mettent en vente des champignons. Je n'ai jamais eu à constater et je n'ai jamais entendu parler d'accidents produits par l'ingestion de ces champignons. Je ne veux, cependant, pas prétendre qu'il n'y a pas, en Afrique, de champignons vénéneux. Je n'en ai pas rencontré, pour ma part, sur les marchés. J'ai eu, du reste, à soigner un sergent noir empoisonné, disait-il, par des champignons; mais, comme il était rude et sévère avec ses soldats, et que, d'après sa déclaration, les champignons qu'il avait mangés lui avaient été offerts tous préparés par la femme de l'un de ceux-ci, je ne suis pas encore fixé à l'heure qu'il est et j'ignore si l'empoisonnement a été dû aux champignons ou à un poison qui y aurait été mêlé.

Il sera donc toujours inutile, pour le voyageur, de savoir ce qu'il doit faire en cas d'empoisonnement par des champignons :

1° Donner un des vomitifs déjà indiqués;

2° Après effet du vomitif, donner un purgatif, de préférence : huile de ricin, 60 grammes, associée à quelques gouttes d'alcool et d'éther;

3° Administrer ensuite la potion d'iodure de potasse iodurée (voir teinture d'iode) et en même temps agir avec la morphine ou le laudanum pour calmer les douleurs.

Donner, dans le même but, de l'eau de riz et du lait.

Empoisonnement par le phosphore.

Vomitif ou purgatif suivant le temps écoulé depuis l'absorption.

Contre-poison. — Essence de thérébentine : 2 grammes toutes les demi-heures.

Empoisonnement par l'alcool.

Cet empoisonnement est à deux degrés différents :
1° *Delirium tremens*, c'est-à-dire agitation, exaltation, délire furieux. Donner les calmants (opiacés, bromure de potasse) après avoir agi par vomitif.
Donner aussi ammoniaque 20 gouttes dans un verre d'eau.
2° *Coma*. Le patient est ce que le public appelle ivre-mort.
Donner : 1° Un vomitif ;
2° Agir par tous les moyens possibles pour ramener les fonctions, pour les stimuler ; user au besoin de la flagellation ; lavements de 100 à 200 grammes d'une forte infusion de café ; donner l'ammoniaque à respirer ; injection sous-cutanée d'éther.

Empoisonnement par l'atropine
et les solanées vireuses (belladone, jusquiame,
pomme épineuse).

1° Vomitifs ;
2° Stimulants (alcool et café fort) ;
3° Injection hypodermique de pilocarpine 2 à 3 centigrammes répétée s'il est nécessaire ;
4° Respiration artificielle, frictions excitantes, flagellation, massage, injection d'éther, etc., dans les cas de coma.

Empoisonnement par la caféine.

1° Vomitif ;
2° Alcool, champagne, chaleur aux extrémités, massage.
3° Injection hypodermique de :
   R. Morphine 3 centigrammes ;
   Atropine 1 milligramme.
   Eau 2 ou 3 grammes.

Empoisonnement par le chloroforme.

1° Vomitif (dans le cas d'administration interne) ;
2° Stimulants (principalement lavement de 100 à 200 grammes d'une forte infusion de café) ;
3° Donner à boire de l'eau contenant en solution du bicarbonate de soude.

Empoisonnement par la cocaïne.

1° Vomitif (dans le cas d'administration interne);
2° Stimulants.

Cyanure de potasse.

Ce poison violent, dérivé de l'acide prussique ou cyanhydrique, étant souvent utilisé pour tuer les insectes, par les collectionneurs, nous croyons bien faire en indiquant les contre-poisons :
1° Sulfate de fer à prendre dissous dans de l'eau par doses de 30 grammes ;
2° Vomitif ;
3° Stimulants ;
4° Injection hypodermique d'atropine à la dose de 1 milligr. ;
5° Respiration artificielle continuée pendant une heure au moins, flagellation, etc.

Empoisonnement par l'iode.

1° Vomitif ;
2° Amidon ou arrow-root ; eau albumineuse ; eau de riz à volonté.

Soins à donner aux noyés et asphyxiés.

Débarrasser la victime de ses vêtements. La coucher sur le dos la tête un peu plus basse que les épaules, le corps un peu tourné sur le côté droit. Débarrasser la bouche des mucosités qu'elle contient.

Rétablir la circulation en réchauffant le corps, et surtout les extrémités : le corps, par des frictions à l'alcool camphré ou simplement à l'alcool, au moyen d'une flanelle chaude ; les extrémités, par une cruche renfermant de l'eau chaude ou bien par une brique chauffée.

Faire respirer de l'ammoniaque et pratiquer la respiration artificielle, ce qui se fait de la manière suivante :

Procédé de Silvester : Le patient étant dans la position décrite plus haut, se placer à la tête ; saisir les deux bras au niveau des coudes les écarter du tronc et les tirer à soi autant que possible jusqu'à ce qu'ils soient dans l'axe du corps (1); les ramener ensuite horizontalement jusqu'à ce que les deux coudes touchent la poitrine; exercer alors au moyen de ces coudes une pression douce mais ferme sur la cage thoracique (2); puis ramener de nouveau les bras à soi énergiquement et recommencer le même mouvement, qui doit se faire de 15 à 18 fois par minute.

On peut aussi insuffler de l'air bouche à bouche; ou bien encore au moyen d'un soufflet muni d'un tube que l'on introduit dans la trachée; mais il faut que l'insufflation soit très ménagée pour ne pas devenir dangereuse; d'autre part, l'introduction du tube dans la trachée n'est pas chose facile et, en somme, la respiration artificielle est préférable. Nous recommandons aussi vivement les tractions rythmées de la langue ou *procédé de Laborde*. Le patient ayant été placé dans la position couchée sur le dos déjà décrite, la bouche étant maintenue ouverte, on appuie fortement d'une main sur la base de la langue au moyen d'une cuiller, comme lorsque l'on veut examiner la gorge, et, de l'autre main, enveloppée d'un linge pour éviter tout glissement, on saisit la langue, on l'attire fortement hors de la bouche, puis on l'y fait rentrer après deux ou trois secondes. Ces mouvements alternatifs doivent être répétés 15 à 18 fois par minute.

Souvent une brûlure au fer rouge de la région précordiale a rendu service.

Enfin il importe que l'on sache :

1° Qu'il faut le plus souvent au moins une heure de soins pour rappeler un noyé ou un asphyxié à la vie; par conséquent il n'y a pas lieu de se décourager trop tôt;

2° Qu'on a vu revenir à la vie des gens qui étaient restés submergés une demi-heure et une heure.

3° Que, quand le patient revient à lui, on doit continuer le mouvement de la respiration artificielle et les soins généraux; mais en les modérant jusqu'à ce que la respiration soit définitivement établie.

-----

(1) Dans cette position le volume de la poitrine est le plus ample possible et l'on a donc produit une *inspiration* artificielle, une certaine quantité d'air ayant pénétré dans la cavité thoracique ainsi agrandie.

(2) Par ce moyen on diminue le volume de la poitrine et on produit donc une expiration forcée.

MORSURES D'ANIMAUX ET INSECTES NUISIBLES

Nous ne nous étendrons pas fort longuement sur ce chapitre, attendu que le traitement pour toutes les morsures d'insectes et d'animaux nuisibles est le même.

Parmi les insectes et animaux dont la morsure peut entraîner des conséquences sérieuses, il faut citer :

Les serpents. — Il est fort difficile de reconnaître à moins d'être un zoologue distingué, si le serpent qui a mordu est d'une espèce dangereuse. Il faut donc toujours, en cas de morsure de serpent, instituer le traitement sur le champ, sans aucun retard, car il importe d'agir vite.

Appliquer tout d'abord une ligature entre le cœur et la partie atteinte, en serrant une ficelle autour du membre. Faire, au moyen d'une seringue de Pravaz, avec parties égales d'eau et d'ammoniaque, ou bien encore avec une solution à 1 p. c. de permanganate de potassium, plusieurs injections profondes autour de la morsure. Pour faire ces injections profondes, on enfonce l'aiguille presque perpendiculairement à la peau, à environ un centimètre et demi de la blessure, à une profondeur suffisante pour que la pointe dépasse le fond de la plaie.

Après avoir débridé celle-ci, c'est-à-dire, l'avoir incisé, pour faciliter l'écoulement du sang (1), la cautériser au moyen d'un fer rouge, soit au moyen de poudre enflammée, soit au moyen de quelques gouttes d'acide phénique pur.

La cautérisation par le nitrate d'argent ou le sulfate de cuivre est insuffisante.

Appliquer par dessus un pansement humide.

Les venins des serpents ayant surtout une action paralysante, il faudra toujours, s'il y a syncope, pratiquer la respiration artificielle. (Voir Noyade.)

Les scorpions jouissent, pensons-nous, d'une réputation pire qu'ils ne la méritent; non que la piqûre ne soit point grave, car, généralement, nous l'avons vue suivie d'une fièvre assez forte, et la douleur locale était à la fois très violente et persistante; souvent

---

(1) L'écoulement du sang, avant la cautérisation, est facilité par l'application d'une ventouse, ou par la succion.

même, elle provoquait un gonflement et de l'engourdissement du membre ; mais nous ne pensons pas qu'elle puisse entraîner la mort.

Le *traitement* est le même que pour les morsures de serpents.

Nous ne parlerons que pour mémoire d'un traitement indigène, fort en honneur chez les Bangalas et préconisé par la plupart des capitaines de steamer du haut Congo, lequel consiste en une vaccination contre les morsures du scorpion. On vaccine avec un produit obtenu en faisant bouillir des scorpions hachés avec d'autres ingrédients et le vacciné peut, paraît-il, se livrer à l'égard des scorpions à toutes les taquineries possibles sans que ceux-ci songent seulement à se venger et à piquer leur persécuteur, tant ils sont convaincus de l'inutilité de cette action, je suppose !

Les *scolopendres* ou *cent pieds* font avec leurs mandibules des blessures très douloureuses amenant aussi de la fièvre et un gonflement considérable du membre piqué ; comme pour le scorpion, la vie du patient n'est cependant pas en danger. Le traitement est le même.

Les morsures d'*abeilles*, de *fourmis*, de *moustiques* se combattent par des lotions d'eau additionnée d'un tiers d'ammoniaque, ou par des lotions au vinaigre pur.

MÉDECINE DES NOIRS

Il ne suffit pas que l'Européen au Congo soit à même de se soigner et de porter secours à ses compagnons blancs, il faut aussi qu'il puisse venir en aide à ses subordonnés noirs, et cela est indispensable, non seulement parce qu'il est du devoir de tout homme de secourir son semblable ; mais encore, au point de vue du respect, de la discipline et du prestige.

Le noir du Congo considère le blanc comme un être d'essence en quelque sorte supérieure ; il croit difficilement, tant ce qu'il a vu exécuter par les Européens lui a paru extraordinaire, qu'il existe quelque chose qui leur soit inconnu, et, perdrait certes une partie du respect qu'il a pour nous, si nous devions lui faire l'aveu de notre ignorance. Il faut donc, s'il a recours aux soins médicaux du blanc, que celui-ci soit à même de le soulager.

D'autre part, dans les circonstances actuelles, chacun peut avoir à commander un détachement, et, en l'absence de médecin, le chef n'est-il pas désigné par la force même des choses pour remplacer celui-ci ; le moral des soldats ne sera-t-il pas singulièrement relevé s'ils savent qu'en cas de maladie ou d'accident, ils recevront les soins nécessaires ?

Or, les noirs sont fréquemment malades.

Le froid est leur mortel ennemi, comme celui du blanc ; mais chez eux, à cause de l'absence de la protection par les vêtements, cette action néfaste se manifeste souvent par des complications pulmonaires.

En plus, courant toujours pieds nus et jambes nues, négligents dans les soins de propreté corporelle, ils sont exposés à de fréquentes lésions des membres inférieurs (chiques et sarnes).

Paludisme.

Le paludisme attaque aussi bien les noirs que les blancs ; seulement, les complications extrêmes telles que la fièvre bilieuse hématurique, ne se rencontrent pas chez eux.

Est-ce à dire que le noir ne succombe jamais au paludisme ?

Nullement, il paraît à l'abri de la bilieuse hématurique ; mais, par contre, la cachexie paludéenne est assez fréquente et parfois meurtrière ; et d'un autre côté, les accès malariaux simples ou même bilieux sont extrêmement répandus.

Les fièvres et la cachexie paludéenne doivent-être combattues par les moyens employés contre ces maladies quand elles frappent des Européens.

Dyssenterie.

La dyssenterie fait beaucoup de ravages parmi les noirs, sans doute, parce que ceux-ci ne prennent aucune espèce de précaution en ce qui concerne l'eau potable.

Les symptômes et le traitement de la dyssenterie sont les mêmes pour les noirs que pour les blancs ; mais, comme cette maladie est éminemment contagieuse, et que, éclatant dans un camp, elle peut décimer l'effectif dans de tristes proportions, les efforts des Européens, tant pour leur propre sécurité que pour celle de leurs hommes, devront tendre à empêcher la contagion de se répandre dès qu'un cas de dyssenterie se déclare.

« Il faut limiter énergiquement la maladie dans son foyer, la
» combattre au moyen de toutes les ressources de l'art, car elle
» pourrait se répandre avec la plus grande facilité, gagner d'autres
» stations, sévir chez les indigènes et dans ce cas devenir
» *endémique.*

» L'on ne saurait une fois l'affection déclarée prendre assez de
» mesures pour empêcher qu'elle ne s'étende de proche en proche.

» Il appartient aux chefs, soucieux de la santé du personnel que
» le gouvernement leur confie, de ne reculer devant aucune des
» exigences de l'hygiène et de prendre les mesures propres à
» empêcher la diffusion de cette maladie si contagieuse. »

Circulaire de M. le Gouverneur Gocquilhat, du 26 avril 1890.

Pour atteindre ce but, il faut, dans la limite des ressources du
pays, tenir compte des recommandations suivantes :

1° Veiller à ce que les hommes puissent toujours se procurer une
nourriture abondante, réparatrice et saine ;

2° Les prémunir contre le refroidissement nocturne en obligeant
chacun d'eux à se munir et à s'envelopper d'une couverture pendant le sommeil. La cause déterminante principale de la dyssenterie
est le refroidissement nocturne ;

3° Leur interdire formellement, dans les camps, de dormir par
terre et les obliger à se construire un lit avec les matériaux du pays.
Ils seront ainsi à l'abri des émanations directes et de l'humidité du
sol ;

4° Eviter l'encombrement dans les chambrées ;

5° Interdire aux hommes l'usage d'une eau que l'on aurait
reconnue mauvaise, et les forcer à se servir d'eau de source pour
leur alimentation, ou, tout au moins, d'eau provenant du milieu du
courant de la rivière.

6° Surélever le sol des habitations de noirs au moyen d'argile
battue. Construire, autant que possible, ces habitations en briques ou
en pisé. Assécher les parois avant qu'il soit permis aux hommes
d'habiter la maison ; pour cela se servir de feux de bois écartés des
parois pour éviter les chances d'incendie. Outre l'accélération de
l'assèchement, ces feux auront encore l'avantage de fumer toutes
les boiseries de la construction qui seront ainsi préservées des
insectes (système en usage chez les indigènes pour leurs paillottes.)

Des rigoles convergeant vers un collecteur doivent entourer
l'habitation pour empêcher la stagnation des eaux des pluies et la
pénétration de l'humidité.

Les logements doivent être énergiquement ventilés pendant que les hommes se trouvent au travail, et convenablement clos la nuit, pour empêcher une trop forte réfrigération.

7° Aucuns détritus ni immondice ne pourront jamais séjourner dans les habitations, ni être déposés dans les environs de celles-ci;

8° La plus grande propreté doit être maintenue avec un soin méticuleux, dans tous les tenants et aboutissants de la station;

9° Dès qu'un cas de dyssenterie est signalé, isoler le malade dans un lazaret éloigné de la station, séparé d'elle autant que possible par un obstacle, bois ou rivière, et situé sous le vent de la station;

10° Désinfecter l'endroit qu'occupait le malade, et brûler son lit, lui faire emporter tous ses effets;

11° Pour les matières fécales provenant des dyssentériques, ainsi qu'en cas de mort ou de convalescence, agir de la même manière que celle déjà décrite à propos de la dyssenterie des blancs.

MALADIES PULMONAIRES

Les maladies pulmonaires, rares chez les blancs au Congo, sont par contre, nous l'avons déjà dit, fréquentes chez les noirs à cause de l'absence de vêtements; ils ne sont pas même à l'abri de la phtysie pulmonaire, que l'on ne guérit du reste pas plus en Afrique qu'en Europe.

En dehors de cette redoutable affection, les principales maladies pulmonaires peuvent être comprises, au point de vue pratique, sous trois types :

Bronchite, pneumonie et pleurésie.

Les symptômes essentiels des maladies pulmonaires se distinguent par l'examen de la toux, de l'expectoration, par la percussion qui se pratique comme nous l'avons déjà expliqué à propos des maladies du foie, et par l'auscultation, qui consiste à appliquer l'oreille contre le dos ou la poitrine du patient et à analyser le caractère des bruits respiratoires ainsi perçus.

BRONCHITE. — Raucité de la voix, douleur et irritation derrière le sternum, gêne respiratoire.

Toux d'abord sèche, puis suivie d'*expectoration* filante et transparente, ensuite de crachats épais, lourds, jaunes, verdâtres.

A la *percussion*, sonorité normale de la poitrine.

A l'*auscultation*, bruit respiratoire rude et sec; râles nombreux de diverses natures : muqueux, ronflants et sifflants.

Traitement. — Badigeonnages à la teinture d'iode.

    R.   Kermès minéral 0.25 gramme.

      Eau gommeuses 150   »

      Laudanum 20 gouttes,

ou bien R. Poudre de Dower 50 centigrammes à 1 gramme par jour en plusieurs prises espacées.

PNEUMONIE. — Fièvre, abattement, frissons au début. Souvent douleur de côté. Sentiment d'oppression. La pneumonie peut attaquer un ou les deux poumons.

Toux suivie d'*expectoration* de crachats visqueux, adhérents au vase, teintés de sang, de coloration rouillée, « jus de pruneaux » dans les cas graves.

A la *percussion,* matité du côté du poumon atteint.

A l'*auscultation,* râles fins, secs, « crépitants », perceptibles à l'inspiration, souffle bronchique.

Retentissement de la voix dans les bronches quand le malade parle, même à voix basse.

Traitement. — Rigollots (1) et vésicatoires à la région malade, ventouses (2).

Traitement interne idem que pour bronchite.

Soutenir les forces du malade au moyen d'un peu d'alcool. Repos au lit.

PLEURÉSIE ou épanchement de liquide dans la plèvre.

Fièvre plus ou moins intense suivant l'importance de l'épanchement et gêne respiratoire correspondante.

Douleur de côté.

Dans les épanchements conséquents dilatation du côté malade et effacement des côtes ; cœur rejeté vers la droite dans les épanchements de la plèvre gauche.

La pleurésie peut siéger d'un seul côté ou des deux côtés à la fois (pleurésie double).

Petite *toux* sèche avec fort peu d'expectoration séreuse, filante.

En appliquant les mains sur le dos et en faisant parler le malade, les vibrations sont affaiblies ou même totalement supprimées du côté malade.

A la *percussion.* Matité à bord supérieur bien délimité, et siégeant à la partie postérieure et inférieure du poumon malade.

---

(1) Les rigollots peuvent être remplacés par des cataplasmes à la farine de moutarde ou au pilli-pilli.

(2) Les indigènes du Congo savent poser des ventouses.

Parfois la matité peut envahir tout le poumon.

A l'*auscultation*. Bruit respiratoire diminué ou supprimé, parfois frottement dans le cas d'inflammation de la plèvre sans épanchement ou pleurésie sèche, souffle; quand le malade parle, l'oreille de l'écouteur perçoit la sensation d'entendre une « voix de polichinelle ».

Traitement. Vésicatoire à la région malade. Diurétiques (nitrate de potasse, 4 grammes). Purgatifs salins (sel anglais). Poudre de Dower pour calmer la toux.

Repos au lit.

Parasites.

GALE,   idem que pour la médecine des blancs.
TŒNIA,   »   »
VERS INTESTINAUX, idem que pour la médecine des blancs.
CHIQUES,   »   »
VER DE CAYOR,   »   »
VER DE GUINÉE.

Le ver de Guinée.

Ce parasite nommé aussi Dragonneau ou ver de Médine, se rencontre au Congo sur les soldats mercenaires provenant de la côte d'Elmina et du Bénin; nous ne l'avons jamais rencontré et ne savons pas que l'on l'aie trouvé chez des indigènes du Congo. Ce fait semble donner raison à la théorie de Fedschenko qui croit que le parasite pénètre par la bouche; il serait absorbé en même temps qu'un crustacé microscopique du genre cyclope dont il serait aussi parasite et qui se trouve dans l'eau.

D'autres croient que le ver existe dans les eaux des marais et s'introduit dans le corps par une solution de continuité de la peau des jambes, soit par un follicule pileux. Ce serait pour ce motif, les nègres marchant pieds nus, tandis que les Européens sont chaussés, que ces derniers ont paru, jusqu'à présent, indemnes de cette affection.

Le ver de Guinée, qui siège le plus souvent aux membres inférieurs, a une longueur variable de 0^m50 à 1^m50. Il est de couleur blanche, le corps est cylindrique, uni, effilé aux deux bouts.

Il siège sous la peau, enroulé sur lui-même. On sent à cet endroit comme un paquet de ficelle.

Au début, le patient n'éprouve qu'une sensation de démangeaison ; mais, au bout de peu de temps, il se produit une inflammation très douloureuse, et il se forme, à la peau, une sorte de pustule, au centre de laquelle apparaît un point blanc ; la tête du ver.

Traitement : Hâter la maturation par des cataplasmes, et, sitôt qu'on peut saisir le ver, l'enrouler sur un bâtonnet que l'on fixe sur le membre ; tous les jours on en extrait ainsi une petite partie en faisant faire au bâtonnet deux ou trois tours, jusqu'à extirpation complète.

ANKYLOSTOME DUODÉNAL. — Ce ver, long de 3 à 9 millimètres, est un parasite du duodenum. Il se fixe à la paroi du tube digestif au moyen de quatre crochets dont sa bouche est pourvue. Un seul individu porte souvent plusieurs centaines de ces vers qui lui causent d'atroces douleurs et l'anémient rapidement au point d'amener la mort.

Les pieds sont gonflés, la peau prend un aspect sale et terreux, le regard s'éteint.

Fréquemment le malade atteint d'ankylostome duodénal a des goûts grossiers, comme de manger de la terre. (Docteur Mense.)

Pour confirmer le diagnostic, rechercher les œufs du parasite dans les excréments du patient.

Traitement. — Évacuer le parasite.

Pour arriver à ce but, on peut essayer les médicaments tœniafuges et les purgatifs énergiques.

Beri-beri.

Cette maladie a chez les noirs, les mêmes caractères que chez les blancs et est passible du même traitement.

Maladie du sommeil ou Ntansi.

Nous ne nous étendrons pas longuement sur cette singulière affection que l'on rencontre chez les indigènes du Congo dans certaines régions (Banza Manteka dans le Bas-Congo et à l'Equateur).

Les données que l'on a sur cette maladie sont encore très imparfaites ; et jusqu'à présent tous les traitements ont échoué. Cette affection n'atteint que les noirs et paraît localisée à certaines régions.

Elle est caractérisée par un besoin continuel de dormir, surtout dans la journée ; le sommeil surprend quelquefois le patient au milieu d'un repas, d'une conversation. Cette maladie est généralement mortelle : le malade va dépérissant ; les périodes de sommeil augmentent de fréquence et d'étendue et, enfin, le patient succombe dans le coma.

Eléphantiasis.

L'éléphantiasis est une maladie qui se rencontre à peu près partout en Afrique et atteint fort rarement les blancs ; parmi les noirs même, cette affection est en quelque sorte l'apanage des chefs, des hommes riches, « c'est la goutte africaine », dit le docteur Dupont.

C'est en somme un épaississement de la couche profonde de la peau, siège des vaisseaux lymphatiques sous la dépendance desquels semble placée la maladie.

L'éléphantiasis atteint surtout les membres inférieurs, parfois les bourses.

L'augmentation du volume des parties atteintes est considérable, mais quand il siège aux membres, l'affection qui n'est pas douloureuse par elle-même, paraît n'avoir que peu d'influence sur la santé du sujet, car souvent on a vu des individus mourir très vieux malgré leur éléphantiasis.

La forme qu'affectent les membres atteints les faisant ressembler à des pieds d'éléphants a valu son nom à la maladie.

Aux bourses, à cause du poids qu'entraîne l'épaississement parfois énorme des tissus, la maladie est plus gênante.

Traitement. — Au début, le calomel à la dose de 5 centigrammes par jour, peut parfois (Bentley) enrayer le mal, c'est-à-dire empêcher l'hypertrophie de continuer, sans cependant obtenir de dégonflement ; mais le seul moyen de *guérison* possible consiste en l'ablation chirurgicale de la peau hypertrophiée. C'est là une opération qu'il appartient au médecin seul de tenter.

Eczéma, furoncles, anthrax.

Même traitement que pour les blancs.

Variole.

Cette redoutable affection n'est que trop fréquente au Congo où elle fait annuellement de nombreuses victimes. Heureusement un immense progrès a été réalisé dans ces derniers temps; le vaccin a été introduit partout, jusque dans les régions les plus reculées.

Partout il a été non seulement accepté, mais réclamé par les noirs et il est permis d'espérer que, ce puissant préservatif aidant, d'ici à un temps relativement rapproché, ce fléau qui faisait autant de victimes que les razzieurs arabes eux-mêmes, sera vaincu et jugulé.

Dans le but de suffire aux demandes, l'État Indépendant du Congo a créé à Boma un institut vaccinogène, grâce auquel on peut se procurer sur place le vaccin nécessaire.

Peu de blancs ont, jusqu'à présent, au Congo, été atteints de variole (la plupart d'entre eux sont du reste vaccinés) et les rares qui ont été frappés ont résisté à la maladie.

Les noirs connaissent très bien ce redoutable ennemi auquel ils ont donné le nom de « Doui ». La variole suit un cycle de cinq périodes :

1° *Incubation*, rien d'anormal, durée neuf à onze jours;

2° *Invasion*. — Frissons, fièvre, céphalalgie, *douleurs lombaires* caractéristiques, *vomissements*, saignement de nez; durée : 2 à 3 jours.

3° *Éruption*. — Apparition de boutons, d'abord autour des lèvres, puis au front, au cou, aux membres, puis sur les muqueuses de la bouche, du pharynx, des bronches, occasionnant de la toux et du crachottement.

Vers le quatrième jour ombilication, c'est-à-dire dépression des pustules, en leur centre; tuméfaction de la peau autour des pustules;

Cette éruption peut être *discrète*, c'est-à-dire que les pustules sont disséminés;

En *corymbes*, ou réunies en îlots;

Cohérente ou *confluente* : si rapprochées qu'elles se réunissent.

Pendant cette période, qui dure 5 jours, la fièvre tombe. Une forte chute de température est un pronostic favorable.

4° *Suppuration*. — Les boutons deviennent des pustules renfermant un liquide opaque, purulent, sérosanguinolent.

La fièvre reprend dans cette période. La face est gonflée ainsi que les membres; en même temps il y a salivation, difficulté de parler, de respirer, d'avaler; durée : 5 à 6 jours.

5° *Dessiccation des pustules*, disparition du gonflement de la peau; parfois ulcérations, plaies et formation d'abcès

Complications : suivant que la variole se rejette sur l'un ou l'autre organe.

Sur le cerveau : convulsions, délire, méningite.

Sur l'appareil digestif : gangrène, diarrhées, hémorragies intestinales.

Sur l'appareil respiratoire : pneumonie, pleurésie.

Sur les appareils des sens : inflammation de l'œil et de l'oreille interne.

L'infection purulente, enfin, est parfois une complication de la variole.

Traitement : Isolement, repos au lit, chaleur modérée mais constamment égale. Diète. Maintenir le ventre libre à l'aide de lavements. Lotions fréquentes des yeux, du nez, de la bouche, des oreilles à l'eau boriquée à 3 p. c. Gargarismes avec la même solution.

Onctions à la glycérine, à l'huile ou à la vaseline, après avoir ouvert les pustules.

Traiter les complications, comme il a été dit à propos de la fièvre. On a prétendu avoir eu de bons résultats, à la période de suppuration, en donnant par jour 1 gramme d'acide phénique dans 100 grammes d'eau par cuillerée à café, pendant huit jours ; soit aussi le permanganate de potassium 0,10 à 0.25 grammes par jour dans 250 grammes d'eau.

Dans les cas de confluence, c'est-à-dire quand les pustules sont à ce point nombreuses qu'elles se réunissent de manière à former de larges phlyctènes, il faut essayer ce traitement phénique ou au permanganate dès le début.

Laver les ulcérations par des lotions phéniquées (1 gramme pour 150 grammes d'eau ;

Si la température dépasse 39°, sulfate de quinine ;

Si l'affaiblissement est très grand, alcool.

Prophylaxie. — Il est indispensable d'isoler les varioleux et d'interdire toute communication entre eux et le reste de la station ou de l'expédition. Brûler tout ce qui a approché d'un varioleux et désinfecter l'emplacement qu'il occupait.

En cas de guérison, lavage soigné complet de tout le corps avec une solution antiseptique avant que le malade ne revête ses nouveaux vêtements qu'il devra venir chercher lui-même à mi-chemin entre la station et le lieu d'isolement.

Ces lieux d'isolement seront séparés de la station par un obstacle, de préférence un cours d'eau, et sous le vent de celle-ci.

Ces locaux doivent être de simples huttes en paille, ne renfermant qu'un seul malade, et qui seront brûlées après guérison ou décès.

Les infirmiers chargés de l'entretien des varioleux se choisiront, autant que possible, parmi des noirs ayant déjà eu la variole, ou tout au moins ayant été vaccinés.

Vaccin. — L'inoculation doit se faire sur le gras de l'épaule à l'aide d'une lancette ou de la pointe d'un simple canif. Sur un espace de deux ou trois millimètres carrés, pratiquer quelques petites scarifications entrecroisées n'entamant seulement que l'épiderme, et mettant à nu la couche par où l'absorption du virus doit se faire, et cela autant que possible sans écoulement de sang. Cet écoulement entraînerait le vaccin déposé, à moins que l'on n'attende qu'il soit arrêté et que l'on n'essuie bien la gouttelette épanchée, à une ou plusieurs reprises, jusqu'à ce que la voie d'absorption soit libre. On y dépose alors le virus et on le laisse avec soin se dessécher sur place avant d'abandonner le patient.

Une fois inoculé avec succès, il sera indispensable d'en conserver la souche en espaçant les vaccinations humaines à des intervalles assez courts pour être assuré de la conservation et de l'entretien du virus sur place; dans ce but, chaque semaine, on inoculera, avec le vaccin d'un sujet choisi parmi ceux dont les pustules sont les mieux développées, six individus parmi lesquels, au bout de sept jours, on choisira un nouveau vaccinifère. et ainsi de suite On a fait beaucoup de bruit autrefois à propos de la possibilité de transmettre en même temps la syphilis; mais une personne quelque peu attentive ne s'exposera pas à ce danger. On sait, d'ailleurs, que la prudence exige le choix d'un vaccinifère bien portant et non douteux.

TROISIÈME PARTIE

CHIRURGIE PRATIQUE AU CONGO

Nous avons dit dans la préface de cet ouvrage que, dans l'état actuel des choses, il arrivera, peut-être fréquemment, à des agents ou à des voyageurs au Congo de tomber malades ou d'être blessés loin de tout secours médical. Le nombre des médecins, dans ce pays, est, en effet, assez limité encore (un par district, c'est-à-dire un pour une étendue moyenne égale à environ dix fois la Belgique); telle est la situation, au moins dans le Haut-Congo.

D'autre part, le médecin, n'étant pas plus que les autres agents à l'abri de l'infection paludique et des accidents, peut, comme eux, devenir malade, mourir même, et il faut parfois un temps assez long pour pourvoir à son remplacement.

Il importe donc que tous, au Congo, sachent non seulement soigner un malade, mais aussi secourir un blessé. Même dans le Bas-Congo, où le nombre de praticiens est plus considérable et où ils sont certainement bien moins éloignés les uns des autres; même sur la ligne du chemin de fer, où cependant s'échelonnent des postes médicaux relativement rapprochés, il est de toute nécessité que chacun puisse donner les premiers soins à un blessé, en attendant l'arrivée du chirurgien que, bien souvent, il aura fallu aller chercher, peut-être à plusieurs lieues du théâtre de l'accident.

La connaissance d'éléments de chirurgie est donc, sous les tropiques, d'une importance au moins aussi grande que celle de notions médicales.

C'est surtout pour l'explorateur proprement dit, pour l'agent envoyé seul en expédition ou dans un poste isolé, distant du chef-lieu de district, résidence habituelle du médecin, qu'il est indispensable d'être à même, non pas de pratiquer de grandes opérations chirurgicales (personne ne peut émettre pareille exigence), mais de pouvoir intervenir utilement en cas de malheur.

Combien sont morts, de noirs et de blancs, faute d'avoir eu, en temps utile, les secours nécessaires et, combien triste, combien pénible doit être la situation de celui qui, faute d'une instruction suffisante, voit souffrir un malheureux, sans oser, dans son ignorance des choses médicales, entreprendre de le secourir par crainte d'aggraver son état ou d'amener, par une intervention maladroite ou inopportune, des complications qu'une main plus experte aurait évitées.

Tel blessé succombera peut-être, faute de soins intelligents et appropriés, qui pourrait, avec un peu de science, parfaitement être sauvé.

Nous ne croyons pas devoir insister davantage sur la nécessité qu'il y a pour tout Africain, de se mettre à même de suppléer au manque de médecins, de remplacer le médecin absent ou malade, ou, tout au moins, de se rendre utile en attendant l'arrivée de celui-ci.

Pour tirer profit des enseignements qui vont suivre, pour les comprendre et en saisir les applications, il est indispensable de connaître d'une façon sommaire, la structure du corps humain.

Toute intervention chirurgicale exige, en effet, de celui qui la tente, quelques connaissances en anatomie.

Ce sont ces notions fondamentales que nous allons tâcher, tout d'abord, d'exposer le plus brièvement possible.

Notions générales sur la structure du corps humain et le fonctionnement des principaux organes.

Le corps humain est formé par une carcasse ou *charpente osseuse*, dure et solide, recouverte de muscles constituant ce que l'on appelle communément *la chair*, et recouverts eux-mêmes par une enveloppe appelée *peau*.

Dans la chair sont situés les nerfs et les vaisseaux qui sont chargés de nourrir et d'animer le corps.

La charpente osseuse, qui a reçu le nom de *squelette*, est formée par la réunion d'un certain nombre d'os, reliés entre eux, soit par des *sutures*, fixant les os les uns aux autres, de manière à former un appareil continu, rigide (os du crâne); ou bien par des *ligaments* leur permettant de se mouvoir les uns sur les autres (os des membres). On peut aussi trouver les deux systèmes de jointure combinés (os de la colonne vertébrale).

Le point de jonction de deux ou de plusieurs os susceptibles de mouvements s'appelle *articulation*; celui de deux ou plusieurs os formant appareil rigide s'appelle *symphyse*.

Chaque articulation est entourée d'une *capsule fibreuse*, doublée intérieurement d'une membrane lisse ou *synoviale* et renfermant un liquide dit *synovie*, dont le rôle est de lubréfier les surfaces en contact et d'en faciliter les mouvements; ces surfaces sont en outre recouvertes, dans le même but, d'une substance lisse et nacrée qui a nom *cartilage*.

Le corps humain se divise en : *tête*, *cou*, *tronc* et *extrémités* ou *membres*.

La tête comprend *le crâne* qui renferme *le cerveau*, et *la face* où l'on trouve *les yeux*, *les oreilles*, *le nez*, *les mâchoires*, *la bouche*, *les dents* et *la langue*.

Le crâne ou *boîte crânienne* est formé non pas d'un os unique comme, à première vue, on serait tenté de le supposer, mais par la réunion par symphise ou soudure, de plusieurs os distincts, au nombre de huit.

La *face* est, elle aussi, composée par quatorze os, tous soudés entre eux, sauf un seul qui est mobile : le maxillaire inférieur, dont les mouvements permettent les fonctions de la mastication et de la parole.

Le *cou* relie la tête au tronc; il est formé par les *sept vertèbres cervicales*, en avant desquelles se trouve le *pharynx* (partie supérieure de l'appareil digestif) le *larynx* (partie supérieure de l'appareil respiratoire) et la *trachée artère* qui y fait suite.

Le tronc présente deux cavités, une supérieure (*poitrine* ou *thorax*) et une inférieure (*ventre* ou *abdomen*) séparées l'une de l'autre par un muscle : le *diaphragme*.

La *poitrine* ou *thorax* est formée en arrière par les *douze vertèbres dorsales*, et latéralement par les *douze côtes* qui s'attachent en avant au *sternum*, constituant ainsi un appareil protecteur complet, une cage osseuse qui contient le *cœur* et les *gros vaisseaux*, les *poumons* et l'*œsophage* (partie du tube digestif qui fait suite au pharynx qu'elle relie à l'estomac).

En dehors de cette cage viennent s'appliquer de chaque côté, en arrière, les *omoplates* et en haut les *clavicules* qui complètent la protection et servent, étant réunies, d'attache aux bras.

Le *ventre* ou *abdomen* est formé en arrière par les *cinq vertèbres lombaires*, en bas, par les *os du bassin* qui se réunissent en avant, en constituant le *pubis*; sur les côtés et en avant, par une *paroi musculaire*.

La partie inférieure comprenant les os du bassin a pris le nom de *pelvis*.

Le ventre contient l'estomac, les intestins, le foie, le pancréas, la rate, les reins et la vessie.

L'ensemble des vertèbres du cou, de la poitrine et du ventre porte le nom de *colonne vertébrale*, *rachis* ou *épine dorsale*; cette colonne est creusée dans toute sa longueur d'un canal central, ouvert en haut où il est en communication avec la cavité crânienne et qui contient la *moëlle épinière*.

Les *membres* se divisent en deux groupes :

Les membres supérieurs ou thoraciques, les membres inférieurs ou abdominaux.

Les *membres supérieurs* ou *bras*, comprennent l'*épaule*, le *bras*, l'*avant-bras* et la *main*.

L'*épaule* est due à la réunion de trois os, l'*omoplate*, la *clavicule* et la tête de l'humérus.

Le *bras* ne comprend qu'un seul os : l'*humérus*.

L'*avant-bras* est constitué par deux os : le *radius* et le *cubitus* qui composent avec la partie inférieure de l'humérus, l'*articulation du coude*. L'articulation de l'avant-bras avec la main s'appelle le *poignet*.

La *main* se compose du *carpe*, du *métacarpe* et des *doigts*. Le *pouce* n'a que deux phalanges, alors que les autres doigts en ont trois.

Les *membres inférieurs* comprennent la *hanche*, la *cuisse*, la *jambe* et le *pied*.

La *hanche* n'a qu'un os, l'*os de la hanche* ou *os coxal*.

La *cuisse* n'a qu'un seul os, le *fémur*, qui forme avec l'os de la hanche l'articulation de ce nom.

La *jambe* est constituée par deux os, le *tibia* et le *péroné*, formant avec l'extrémité inférieure du fémur l'*articulation du genou* qui est complétée par un petit os placé au devant d'elle, la *rotule*.

L'articulation de la jambe avec le pied s'appelle la *cheville*.

Le *pied* comprend le *tarse*, le *métatarse* et les *orteils* ou *doigts de pied*.

Ce sont, avons-nous dit, les *muscles* qui, se contractant sous l'influence d'une excitation transmise par les *nerfs* et partant du cerveau, déterminent les *mouvements des diverses parties du corps*.

Les appareils qui président aux différentes fonctions du corps sont l'*appareil digestif*, l'*appareil respiratoire*, l'*appareil circulatoire*, l'*appareil nerveux*, l'*appareil génital*.

L'*appareil nerveux* comprend le *cerveau* et le *cervelet*, logés dans la cavité crânienne, et la *moëlle épinière*, logée dans le canal central de la colonne vertébrale.

De la moëlle émergent les nerfs de la motilité et de la sensibilité qui portent aux organes les excitations motrices que leur envoie le cerveau, et rapportent à celui-ci les sensations et les perceptions du monde extérieur.

L'*appareil génital* n'a pas à être étudié spécialement ici.

L'*appareil digestif* qui se compose de la *bouche*, de la *langue*, des *dents*, des *glandes salivaires*, du *pharynx*, de *l'œsophage*, de *l'estomac*, des *intestins*, du *foie* et du *pancréas*, a pour fonction de transformer en liquides assimilables les aliments destinés à nourrir le corps.

Les résidus de ces aliments impropres à la nutrition sont évacués; ce sont les matières fécales.

L'*appareil respiratoire* se compose du *nez*, du *larynx*, de la *trachée*, des *bronches* et des *poumons droit* et *gauche*, lesquels sont eux-mêmes recouverts par une membrane appelée *plèvre*.

Le mécanisme de la voix est placé dans le larynx. Celui-ci est muni, à sa partie supérieure, d'une sorte de soupape, l'*épiglotte*, qui en ferme l'orifice au moment du passage des aliments, empêchant ainsi de « les avaler de travers », c'est-à-dire les empêchant de pénétrer dans la trachée au lieu de passer dans l'œsophage.

La trachée, qui fait suite au larynx, se divise en deux *bronches*, chacune de calibre plus petit qu'elle-même et qui se dirigent l'une à droite et l'autre à gauche pour former le poumon droit et le poumon gauche. Ces deux bronches se divisent à leur tour en deux bronches plus petites, qui se divisent elles-mêmes, toujours par deux en diminuant de calibre, et ainsi de suite jusqu'à ne plus former que des *tubes capillaires* qui se terminent dans *les alvéoles pulmonaires*, dans les parois desquelles se fait l'échange entre l'oxygène de l'air et le sang.

Grâce à cette division toujours par deux l'appareil pulmonaire figure assez bien l'aspect d'un arbre dont le tronc serait la trachée; les maîtresses branches, les grosses bronches; les branches plus petites, les bronches; les rameaux, les capillaires et les feuilles, enfin, les alvéoles pulmonaires.

Le mécanisme de la respiration comprend un mouvement d'*inspiration* et un mouvement d'*expiration*.

Dans l'*inspiration*, la poitrine, en s'élargissant, attire une certaine quantité d'air dans les poumons; dans l'*expiration* la poitrine se rétrécissant force l'air à la quitter.

Ces ampliation et diminution du volume de la poitrine sont obtenues par l'action combinée des muscles qui s'attachent à la cage thoracique et du diaphragme.

Ce dernier muscle, en se contractant, comprime les organes abdominaux et augmente ainsi la dimension en hauteur de la cavité thoracique, tandis que les muscles de la poitrine soulevant les côtes, en augmentent le diamètre horizontal.

Le sang qui traverse les poumons prend l'oxygène de l'air inspiré et abandonne à l'air expiré l'acide carbonique dont il s'est chargé pendant son passage à travers toutes les parties du corps.

Les mouvements respiratoires se produisent de 16 à 18 fois par minute.

L'*appareil circulatoire*, qui a pour mission de nourrir diverses parties du corps, comprend un organe central, *le cœur*, qui est un muscle, et une série de conduits, *artères, veines* et *capillaires* servant à irriguer tous les organes au moyen d'un liquide nourricier, *le sang,* composé d'un *plasma*, ou liquide véhiculaire charriant *des globules blancs* et *des globules rouges.*

Chaque fois que le cœur se contracte il lance, dans un système de vaisseaux qu'on appelle *artères*, une certaine quantité de sang.

Ces artères se divisent en branches de plus en plus petites qui vont alimenter toutes les parties du corps où elles se terminent en *vaisseaux capillaires*.

Ces capillaires se réunissent en branches de plus en plus fortes pour former *les veines* qui ramènent au cœur le sang après qu'il a été utilisé.

Le cœur est situé dans la poitrine un peu à gauche du sternum. Sa forme n'est nullement celle qui est représentée dans les emblèmes ni dans les jeux de cartes. La base est moins arrondie, ne possède guère d'échancrure à son centre et la pointe est non pas effilée, mais, au contraire, tronquée. La forme du cœur rappelle plutôt celle de deux poings accollés. La base est en haut et la pointe en bas. On sent battre la pointe entre la 5me et 6me côte gauche, en dessous et un peu en dedans du mamelon.

Le cœur a quatre cavités : deux ventricules et deux oreillettes.

Les deux ventricules occupent la partie inférieure de l'organe, les deux oreilles la partie supérieure.

Chaque oreillette correspond par une ouverture avec le ventricule du même côté ; mais ni l'oreillette, ni le ventricule d'un côté n'ont de communication avec l'oreillette ou le ventricule de l'autre.

Ce sont les ventricules qui se contractent ; les oreillettes sont plutôt des organes en quelque sorte passifs, destinés à régulariser l'arrivée du sang dans les ventricules.

C'est le ventricule gauche qui, se contractant, lance le sang dans le système circulatoire par l'*artère aorte*.

Le sang, après avoir accompli le cycle que nous avons décrit tantôt, revient à l'oreillette droite, d'où il se verse dans le ventricule droit. Celui-ci, se contractant, lance le sang dans l'artère pulmonaire, qui le conduit au poumon où se font les échanges qui lui rendront ses qualités nutritives et vivifiantes ; et de là il revient à l'oreillette gauche, d'où il passe dans le ventricule gauche pour recommencer le cycle circulatoire.

Le reflux du sang, soit des ventricules dans les oreillettes quand le ventricule se contracte, soit des artères pulmonaires ou aortes dans les ventricules au repos, est empêché par des valvules situées aux orifices auriculo-ventriculaires, aortiques et pulmonaires, et disposées de telle sorte qu'elles sont refermées par le reflux même.

Les deux ventricules se remplissent et se contractent simultanément, de même que les deux oreillettes.

La contraction des ventricules s'appelle *systole* ; le repos qui la suit et pendant lequel le ventricule se remplit à nouveau s'appelle *diastole*.

Ce sont ces deux actes qui donnent lieu aux *bruits du cœur*.

TEXTURE DES VAISSEAUX.

Artères. — Ce sont des conduits de forme cylindrique. Les parois comprennent des fibres musculaires lisses, des fibres élastiques et une *tunique externe fibreuse* destinée à protéger l'artère.

Les fibres musculaires sont destinées à régulariser le calibre des vaisseaux et forment la *tunique moyenne*.

Les fibres élastiques ou *tunique interne* permettent au vaisseau de se contracter et de se dilater quand vient l'afflux sanguin et le libre passage du sang quand les membres sont en mouvement.

Les capillaires, situés dans l'épaisseur des tissus, sont d'un calibre si ténu que les plus petits permettent à peine le passage d'un globule rouge.

Les veines ont des parois analogues à celles des artères, mais bien moins fortes et les fibres élastiques sont en nombre bien moindre. Pour faciliter le retour du sang au cœur, elles sont munies de distance en distance de valvules qui empêchent le sang de revenir en arrière.

Le flux produit par la propulsion cardiaque se fait sentir dans tout le système artériel et constitue le pouls, qui, par suite de l'interposition des capillaires, ne se fait plus sentir dans le système veineux.

La texture des vaisseaux a une grande importance dans les hémorragies, comme nous le verrons plus tard.

SITUATION DES VAISSEAUX.

Dans le présent travail nous n'avons à nous occuper que du trajet du sang dans le corps et de son retour au cœur droit, ou *grande circulation*; le système de *circulation pulmonaire* (du cœur droit au poumon et retour au cœur) n'entre pas dans notre cadre. Il existe encore un troisième système circulatoire, le *système porte*. Le sang des artères dites mésentériques circule dans les parois de l'intestin, s'y charge de matières alimentaires qui sont ramenées par la veine porte au cœur droit, après avoir subi, en traversant le foie, une sorte de filtration.

La connaissance de la situation des vaisseaux de la grande circulation est de la plus haute importance, au moins en ce qui concerne les principales artères.

Celles-ci étant, de loin, les vaisseaux les plus importants, la nature a pris soin de les protéger; aussi les trouvons-nous presque toujours logés dans la profondeur des membres.

On peut, de plus, dire en règle générale qu'*une artère est toujours protégée par un os*. Les artères suivent en quelque sorte le squelette, uniques, quand l'os est unique, se dédoublant quand les os deviennent multiples.

A la cuisse : un os, une artère appliquée contre lui;

A la jambe : deux os, deux artères longeant ces deux os;

Au bras : un os, une artère;

A l'avant bras : deux os, deux artères.

On peut dire aussi que *plus l'artère perd de son importance comme calibre, moins la nature semble vouloir la protéger, car elle devient plus superficielle*.

Décrire ici, en détail, le trajet de toutes les artères, serait inutile et oiseux; nous nous bornerons à indiquer le trajet des principales d'entre elles en insistant sur les parties de ce trajet qu'il importe surtout de connaître, car, ainsi que nous le verrons plus tard, il est certains points facilement accessibles sur lesquels devront porter nos efforts pour combattre certaines hémorragies graves, en comprimant l'artère, entre le cœur et la blessure, contre un corps dur (os) qui se trouve derrière elle.

Le système artériel naît du cœur gauche par un tronc unique appelé *l'artère aorte*; cette artère, se dirigeant d'abord vers le haut, décrit une courbe à concavité inférieure en allant vers la droite (crosse de l'aorte) et vient se loger sur la ligne médiane du corps, descendant vers l'abdomen en donnant, sur son passage, naissance à diverses artères (entre autres les artères mésentériques dont nous avons déjà parlé), enfin l'aorte donne naissance aux artères iliaques droite et gauche qui se rendent respectivement dans les membres inférieurs droit et gauche, où elles prennent le nom d'artères crurales.

De la crosse de l'aorte naissent 3 branches, se dirigeant vers le haut. Ce sont :

A droite : une seule branche donnant naissance à la sous-clavière et à la carotide droites;

A gauche : deux branches, dont l'une, la plus interne, est la carotide gauche, et l'autre, la sous-clavière gauche.

Les autres parties du système circulatoire sont symétriques pour les deux côtés du corps et il suffira par conséquent, de décrire le trajet d'un seul coté.

Les carotides sont destinées à alimenter la tête, elles s'y divisent en un certain nombre de vaisseaux, dont il faut retenir :

La temporale qui est située à la tempe un peu au-dessus et en avant de l'oreille, et *la faciale* qui croise le milieu de chaque branche du maxillaire inférieur.

Au cou : les *carotides* sont situées sur les côtés du larynx, en avant de la colonne vertébrale, et l'on peut sentir battre, dans le creux sus-claviculaire, *l'artère sous-clavière*, derrière laquelle se trouve la première côte et qui devient ensuite *l'artère axillaire*.

Au membre supérieur : l'*artère axillaire* se trouve à la partie antérieure du creux de l'aisselle où elle repose sur la tête de l'humérus; elle se place ensuite le long du côté interne de cet os et prend le nom *d'artère humérale*, passe en avant au pli du coude où elle se divise en *radiale et cubitale*.

La *radiale* est accessible à l'endroit où l'on sent le battre le pouls; la *cubitale* l'est aussi en un point à peu près symétriquement opposé par rapport à l'axe du membre.

La *radiale et la cubitale* se réunissent à la paume de la main où elles forment *l'arcade palmaire superficielle*, située exactement sur une ligne qui prolongerait la direction du pouce placé dans sa plus grande extension ; et *l'arcade palmaire profonde* qui se trouve plus rapprochée du poignet d'un centimètre environ.

De ces arcades naissent les artères qui se distribuent aux doigts de la main.

Au membre inférieur : l'artère crurale ou fémorale passe au centre du pli de l'aine, en avant des os pubiens, contourne ensuite en dedans l'os de la cuisse (fémur) pour arriver en arrière dans le creux du jarret où elle prend le nom de *poplitée*. Celle-ci subit plusieurs subdivisions qui se distribuent à la jambe et au pied, mais sont inaccessibles; il n'y a donc pas lieu d'insister à leur sujet, il suffira de savoir qu'elles forment à la plante du pied des arcades analogues à celles que nous avons décrites à propos de la main.

Le *système veineux* est beaucoup moins important à connaître, si l'on se place au point de vue des conséquences qu'amènent des lésions de ce système, ainsi que nous le verrons plus tard.

Sous la peau qu'il marbre de lignes bleues, on voit le réseau veineux superficiel.

En outre, chaque artère des membres est accompagnée dans son trajet de deux veines qui se déversent, celles des membres inférieurs, dans la veine cave inférieure, celles des membres supérieurs et du cou, dans la veine cave supérieure. Ces veines viennent aboutir dans l'oreillette droite.

Les veines des membres portent généralement le nom de l'artère qu'elles accompagnent.

SECOURS AUX BLESSÉS

a) PREMIERS SOINS

Les premiers soins à donner à un blessé sont :
1° *Le placer dans une bonne position;*
2° *Le ranimer.*

Position. — Avant toute autre chose, il importe de placer les blessés que l'on veut secourir dans une position favorable. Les blessés tombés sont couchés dans les attitudes les plus diverses : tantôt il sont étendus face contre terre, le nez et la bouche dans la boue, dans l'eau, dans le sang; la tête en bas le long d'un talus; les membres brisés repliés sous le tronc, écrasés sous le poids du corps, etc.

Il est évident qu'il faut immédiatement porter remède à pareil état de choses et s'empresser de dégager les patients, de bien leur nettoyer la bouche et le nez pour leur permettre de respirer, enfin de

leur donner une autre attitude. La meilleure est la position couchée
sur le dos la tête un peu plus élevée que les pieds, soutenue par un
objet quelconque (pierre, branchages, paquets de vêtements), et les
membres étendus.

Ranimer le blessé. — Presque tous les blessés souffrant horrible-
ment de la soif, un des premiers soins sera de leur donner à boire.

Quand le blessé est pâle, faible, prêt à s'évanouir, il faut le ranimer
par un peu de vin ou d'alcool.

Parfois, sous l'influence de la perte du sang ou de la douleur, le
blessé peut avoir perdu connaissance, être tombé en syncope (1).

Pour combattre la syncope, coucher le patient sur le dos, au
grand air, la tête au niveau des pieds ou même un peu plus bas,
desserrer au plus vite les parties de vêtements qui peuvent gêner la
respiration, c'est-à-dire les mouvements de la poitrine et du ventre,
(col, ceinture du pantalon, etc.), déboutonner les vêtements, asper-
ger la figure au moyen d'eau fraîche, faire respirer au patient des
odeurs fortes (éther, ammoniaque, etc.), flageller la poitrine avec
un linge mouillé, exercer des frictions assez rudes sur la poitrine et
sur les membres, tout en évitant d'imprimer des secousses aux parties blessées, pratiquer une injection hypodermique d'éther à la
région précordiale, appliquer au besoin un fer trempé dans l'eau
bouillante ou même un fer rouge à cette même région, si la syncope se prolonge, car elle est un signe certain de gravité extrême
et peut-être le prélude de la mort.

Quand les moyens ci-dessus décrits ne produisent pas rapidement
le résultat cherché, il faut immédiatement avoir recours à la respiration artificielle. (Voyez *Soins aux noyés et asphyxiés.*)

Si la syncope, comme c'est fréquemment le cas, est causée par
une perte trop considérable de sang, il faut, tout en cherchant à
ranimer le blessé, surveiller étroitement la blessure, afin de voir
si l'hémorragie ne reparaît pas en même temps que le malade
revient à lui.

Manière de déshabiller un blessé. — Avant de passer à l'étude des
hémorragies, plaies, fractures, etc., il importe de décrire en
quelques mots comment il faut s'y prendre pour déshabiller un
blessé.

---

(1) L'état syncopal se distingue de la mort par la persistance des mouvements
respiratoires, des battements du cœur et du pouls et des contractions de la
pupille de l'œil sous l'influence de la lumière, lorsqu'on abaisse les paupières et
qu'on les ouvre ensuite brusquement.

Quand on veut se rendre compte de la gravité d'une lésion et pour la soigner convenablement, il faut toujours la mettre à nu, et par conséquent, enlever au patient tous les objets, à commencer par les vêtements, qui peuvent gêner le pansement ou bien infecter la plaie par la suite.

Un des premiers soins sera donc de reconnaître la blessure et de rechercher en quel endroit elle siège; ensuite procéder à l'enlèvement des vêtements.

Cette dernière opération doit se faire sans imprimer au membre blessé des secousses ou des mouvements trop violents qui pourraient provoquer de la douleur, augmenter l'étendue des désordres causés par la blessure, être cause de la production d'une hémorragie ou aggraver celle-ci.

Dans un cas pressant, il est inutile de perdre son temps à déboutonner des vêtements; le plus simple sera presque toujours de découdre ou de découper les parties qui recouvrent la blessure.

De même dans les blessures du pied, il sera préférable de couper les chaussures avant de les enlever, mais il faudra toujours avoir soin de faire maintenir le cou de pied par un aide afin d'éviter des secousses et des tiraillements de la partie lésée.

S'il est possible de procéder au dévêtement de la victime, *il faut commencer par libérer le côté sain*, les vêtements de la partie lésée viennent alors plus facilement et en quelque sorte naturellement; ils n'exigent plus pour être enlevés aucun effort de torsion de la part des membres.

Pansement des plaies.

Avant d'en arriver à l'étude des divers modes de pansement, il convient d'expliquer en quelques mots ce que sont l'*antisepsie* et l'*asepsie*, ces deux grandes découvertes de la chirurgie moderne.

ANTISEPSIE.

Loin de nous l'idée de donner ici un cours détaillé d'antisepsie chirurgicale; nous nous bornerons à dire, en quelques mots, en quoi consiste l'antisepsie et nous chercherons à faire ressortir combien elle est indispensable.

Qu'entend-on par antisepsie?

Par antisepsie on entend l'ensemble des moyens dont on dispose aujourd'hui pour empêcher l'infection des plaies et ses conséquences qui sont l'infection purulente et putride, l'érysipèle, la gangrène, la pourriture d'hôpital, en un mot, ces mille complications qui occasionnaient si souvent autrefois la mort des blessés et rendaient dangereuses les opérations chirurgicales aujourd'hui les plus courantes, les plus débonnaires.

Sans vouloir entrer, à cette occasion, dans l'énoncé de toute la théorie microbienne, il nous suffira de dire que l'air que nous respirons, la terre que nous foulons, l'eau que nous buvons, sont remplis de microbes, c'est-à-dire d'animalcules microscopiques qui sont le germe de toutes les maladies infectieuses. Il y a de ces infiniment petits sur nos vêtements, sur nos mains, en un mot, partout !

Ces microbes exercent surtout leur influence sur les plaies mises à nu, et, s'y déposant, engendrent les redoutables complications que nous énoncions tout à l'heure.

Dès lors, on comprendra que l'antisepsie n'est autre que l'emploi d'agents ayant pour propriété de détruire ces microbes et d'empêcher leur action nocive.

Nous donnons dans la partie thérapeutique de cet ouvrage la composition de diverses solutions antiseptiques :

La solution phéniquée à 25 pour 1,000 ;

La solution sublimée à 1 pour 1,000.

Donc, comme principe général, dès qu'une blessure est constatée, la laver soigneusement, le plus tôt possible, avec une solution antiseptique, la débarrasser de toute souillure : terre, sang, linges, etc. ; et, si l'on y voit des corps étrangers quelconques accessibles, ne pas hésiter à les enlever.

Il ne suffit pas de détruire les microbes qui sont sur ou dans la plaie, il faudra encore prévenir leur rentrée par un pansement antiseptique qui se pratique au moyen de différentes substances qui ont été aseptisées par divers procédés : telles l'ouate sublimée, phéniquée ou iodoformée et la gaze phéniquée, sublimée ou iodoformée.

La plus grande propreté ne saurait assez se recommander, tant pour le blessé que pour celui qui le soigne.

Jamais donc, on ne touchera une blessure ni même seulement un pansement avec des mains malpropres ni surtout souillées par du pus provenant de quelque autre blessure ; jamais on ne permettra le contact d'une plaie avec un vêtement ou du linge qui n'aurait pas été au préalable désinfecté.

Asepsie.

Dans les circonstances si variées de la vie africaine, il arrive parfois, malheureusement, que l'on soit dépourvu de tout antiseptique. On se tire alors encore d'affaire par l'asepsie, c'est-à-dire la suppression de tout élément septique microbien.

Fort peu de microbes résistent à une température de 100 degrés. En se servant d'eau bouillie, au moyen de laquelle on lavera largement et soigneusement la plaie, on a de nombreuses chances de la débarrasser des impuretés qu'elle pourrait contenir, sans avoir la crainte de l'infecter, l'eau dont on se sert étant stérilisée.

De même, si on a, au préalable, fait bouillir, dans de l'eau à laquelle on a ajouté, si possible, une petite quantité de sel de soude, les compresses que l'on applique sur la lésion, celles-ci, tout en ne jouant qu'un rôle purement protecteur, il est vrai, seront des plus utiles en s'opposant à toute intection de la plaie, en empêchant les microbes d'y pénétrer.

Objets de pansement.

Un *pansement* se compose de deux parties :

L'une comprend les substances qu'on applique sur la plaie pour la protéger et en favoriser la guérison ;

La seconde, destinée à maintenir ces substances dans la position et à l'endroit désirés.

La première constitue le *pansement proprement dit*.

On emploie pour cet usage diverses substances que nous avons déjà signalées en parlant de l'antisepsie et de l'asepsie.

Les deux plus employées sont l'*ouate dégraissée* ou *hydrophile* et la *gaze*.

La *charpie*, jadis fort en honneur, est aujourd'hui définitivement condamnée par la chirurgie et ne doit plus faire partie du matériel de pansement, car elle ne réalise aucunement les desiderata de l'antisepsie, en raison de son mode de préparation et de la provenance des tissus (vieux linges) dont elle est tirée.

En cas de nécessité absolue, quand l'ouate et la gaze font complètement défaut (en expédition pareil malheur peut survenir soit par manque d'approvisionnement soit par suite de perte du matériel de pansement), il sera cependant nécessaire de se servir de charpie faite en effilant des étoffes de coton écru (américani) ; mais il faudra avoir soin de la tremper, au préalable, dans une solution antiseptique

L'*ouate hydrophile* n'est que l'ouate ordinaire dégraissée et se laissant, par suite, imprégner facilement par les liquides.

En Europe où, dans presque tous les hôpitaux et infirmeries, existent aujourd'hui des étuves à désinfection et où la conservation des objets de pansement à l'abri de tout contact extérieur est en somme facile, on emploie parfois l'ouate hydrophile simplement stérilisée par passage dans les dites étuves et conservée jusqu'au moment de s'en servir, dans des boîtes hermétiquement closes; mais, en Afrique, où les conditions de conservation sont difficiles, il vaut mieux se servir d'ouate préalablement imprégnée d'une substance qui possède la propriété de détruire les germes infectieux et d'annihiler leurs effets; nous recommandons l'emploi de l'ouate hydrophile sublimée, qui n'a pas l'odeur pénétrante et désagréable, ni l'action parfois irritante des ouates iodoformées ou phéniquées.

Il est, du reste, à remarquer qu'au Congo il faudrait tout de même expédier l'ouate, c'est-à-dire la matière première, que l'envoi d'étuves à désinfection coûterait fort cher, que le transport de pareil matériel est impossible en expédition, que son entretien, même en station, est difficile, et qu'il est, par conséquent, bien préférable d'envoyer de l'ouate antiseptique, préparée en Europe, dans de bonnes conditions et garantissant une antisepsie sérieuse et effective.

Ce que nous disions pour l'ouate est vrai aussi pour la *gaze*, qui peut subir les mêmes préparations que l'ouate.

Nous avons décrit, à l'article asepsie, un procédé de désinfection sur place d'objets de pansement; mais qu'il soit bien entendu que ce système ne *doit être* qu'un pis-aller, qu'il ne faut employer qu'en cas de nécessité absolue, quand les substances antiseptiques font complètement défaut, et nous l'avons donné, non comme pouvant remplacer celles-ci, mais comme pouvant, au besoin, suppléer à leur absence.

En Afrique il faut, souvent, se contenter d'un à peu près et mieux vaut, quand on ne peut faire tout à fait bien, faire le moins mal possible.

L'ouate se prépare en gâteaux, boulettes et tampons qu'on renferme ordinairement dans un morceau de gaze.

Drains. — Après le pansement, les plaies secrètent généralement du liquide dont il est le plus souvent nécessaire de favoriser la sortie, car ce liquide est fréquemment du pus qui ne pourrait, sans inconvénient, séjourner dans la plaie.

Pour assurer cet écoulement, pour faciliter l'évacuation de ce liquide, on se sert de tubes en caoutchouc de divers calibres que l'on appelle drains. Ces tubes sont percés d'un certain nombre de trous, et doivent être assez résistants pour ne pas s'affaisser par la pression des tissus et du pansement.

Ces drains sont placés dans la plaie, et, pour les empêcher de disparaître dans la profondeur de celle-ci, on fixe le bout extérieur au moyen d'un fil ou d'une épingle de sûreté.

Les drains peuvent s'obstruer ; pour les nettoyer on les plonge d'abord dans l'eau bouillante, puis dans une solution antiseptique.

Le pansement se fixe au moyen de *compresses*, d'*écharpes* ou de *bandes*.

Les *compresses* sont de petites pièces de linge, plus ou moins grandes, de forme variable, destinées à recouvrir ou à maintenir en place les pièces de pansement. Suivant les circonstances on les emploie simples ou repliées plusieurs fois sur elles-mêmes.

On donne le nom de *compresse graduée* à une compresse repliée de telle sorte que les plis forment entre eux une sorte de pyramide (fig. 14).

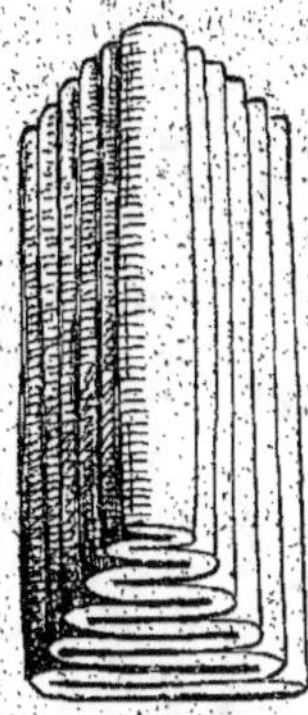

Fig. 14.

Les *écharpes ou linges pleins* sont plus grandes que les compresses, de formes variables ; le plus souvent ce sont des mouchoirs, des serviettes ou autres pièces analogues.

Elles peuvent être carrées, rectangulaires ou triangulaires.

Les *bandes*, enfin, connues de tout le monde sont, comme leur nom l'indique, de longues lanières d'étoffe larges de 4 à 8 centimètres environ, qu'on emploie enroulées sur elles-mêmes.

— 130 —

Les *compresses, écharpes et bandes* ne devant jamais être en contact avec la plaie, il est inutile de s'en encombrer en partant d'Europe, car on en confectionne facilement sur place au moyen d'étoffes d'échange; parmi celles-ci l'américani ou coton écru convient à merveille.

PRATIQUE DES PANSEMENTS.

Avant de toucher une blessure et d'appliquer un pansement, il est de la plus haute importance, pour éviter de faire pénétrer des microbes dans la plaie, que l'opérateur se désinfecte très soigneusement les mains et surtout les interstices des ongles.

A cette fin, il doit se savonner les mains et brosser soigneusement les ongles dans de l'eau chaude, puis les tremper dans une solution phéniquée ou sublimée.

PANSEMENTS.

Le pansement est *humide* ou *sec*.

Le *pansement humide* consiste dans l'application sur la plaie d'un morceau de gaze ou de compresse, trempée au préalable dans une solution antiseptique, et recouverte d'une feuille imperméable (toile cirée, gutta-percha, ou simplement papier parchemin) qui empêche l'évaporation du liquide. Les bords de cette feuille doivent toujours déborder le pansement.

Le *pansement sec* consiste dans l'emploi d'ouate ou de gaze *préparées* d'avance, c'est-à-dire ayant subi une *manipulation* qui les a débarrassées de tous microbes ou ferments qu'elles auraient pu contenir.

Telles la gaze au sublimé, à l'acide phénique, à l'iodoforme que l'on trouve dans le commerce.

On applique simplement cette ouate ou gaze sur la plaie, préalablement lavée au moyen d'une solution antiseptique.

Nous pourrions considérer comme une espèce spéciale de pansement sec, le *pansement iodoformé* dans lequel on *saupoudre* d'iodoforme la plaie lavée, puis on recouvre d'un pansement à sec.

Ces trois genres de pansements sont également bons; il faut donner la préférence au pansement humide quand on se trouve en présence d'une plaie qui suppure ou bien encore quand la plaie est recouverte de croûtes. Quand il n'y a pas de suppuration ni de croûtes, on peut d'emblée appliquer le pansement sec avec ou sans iodoforme, qu'il faut aussi substituer au pansement humide, qui a l'inconvénient de macérer les tissus, dès que la plaie est en bonne voie.

Le pansement humide doit être renouvelé tous les jours, le pansement sec tous les deux ou trois jours seulement. Chaque fois il faut procéder à un lavage soigné de la plaie ou moyen d'une solution antiseptique.

FIXATION DU PANSEMENT au moyen :

A) *Des écharpes.* — Les écharpes sont, pour un novice, plus faciles à appliquer que les bandes et, en somme, sauf dans des cas fort rares, remplacent fort bien celles-ci.

Généralement, on se sert d'un mouchoir ou d'une serviette que l'on replie en triangle, ou d'une pièce d'étoffe triangulaire.

Le bord le plus grand est la base du triangle, le sommet est l'angle qui lui est directement opposé, tandis que les bouts se trouvent à chacune des extrémités de la base.

Ces bouts peuvent, le bandage une fois appliqué, ou bien être noués, ou bien être fixés par des épingles ordinaires ou de sûreté.

L'écharpe s'applique *roulée* ou *dépliée.* Pour le *roulé,* on replie le sommet vers la base jusqu'à affleurer celle-ci ; puis on replie une seconde fois et ainsi de suite ; en somme, c'est l'opération que l'on fait subir à un foulard avant de s'en entourer le cou.

Voyons comment il faut procéder pour les diverses parties du corps.

1° *Pour la tête :* On applique le plein du bandange roulé sur la partie blessée et on noue ou on fixe au moyen d'épingles les deux bouts, du côté du crâne diamétralement opposé.

On exécute ainsi le *bandeau du front* (fig. 15), *d'un œil* (fig. 16), ou des *deux yeux,* du *menton,* de la *tête* et du *nez.*

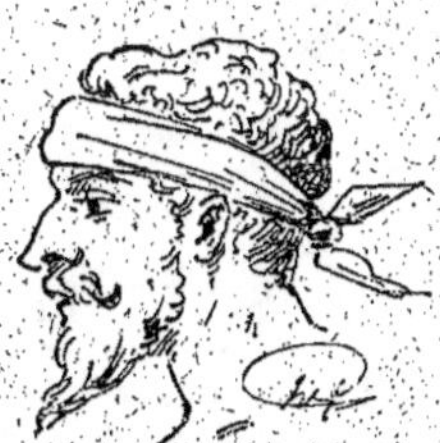

Fig. 15.

Pour la *capeline* qui sert à recouvrir tout le crâne, on applique sur le front la base du triangle déplié, on rabat celui-ci sur la tête de façon que le sommet tombe plus bas que la nuque. Les bouts sont ensuite ramenés en arrière, au-dessus des oreilles, se croisent sur la nuque en embrassant le sommet et faisant le tour de la tête en sens inverse, viennent se réunir sur le front où ils sont noués.

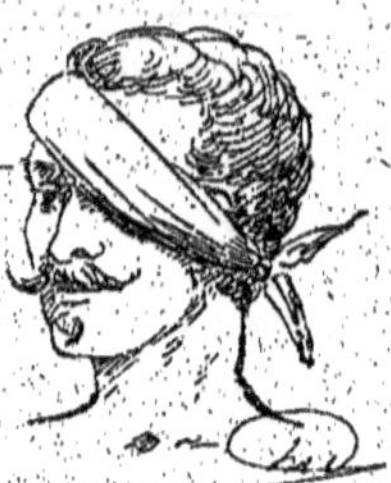

Fig. 16.

Le sommet est ensuite relevé et fixé au moyen d'une épingle. Pour que ce bandage tienne bien, il faut que le point d'entrecroisement en arrière des deux extrémités, soit situé à la nuque et non sur le crâne (fig. 17).

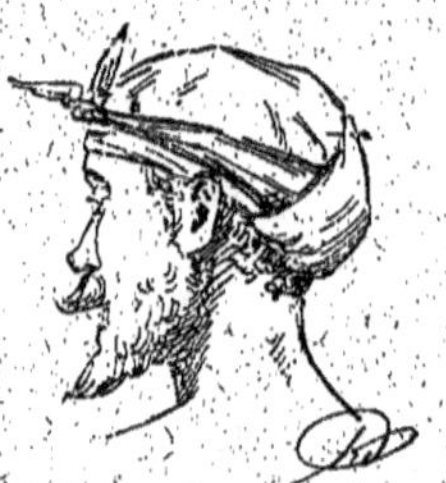

Fig. 17.

Le *bandage de la tempe*, dans les cas d'hémorragie de l'artère temporale, s'applique en plaçant le plein de l'appareil contre la tempe intacte, les extrémités dirigées l'une en haut, l'autre en bas ; elles passent ensuite l'une sur le vertex, l'autre sous le menton pour venir se rencontrer de l'autre côté de la tête, ; arrivées au niveau de la blessure, on les entrecroise en les dirigeant horizontalement l'une au devant du front, l'autre derrière la nuque et on les rejoint au devant de la tempe saine (fig. 18).

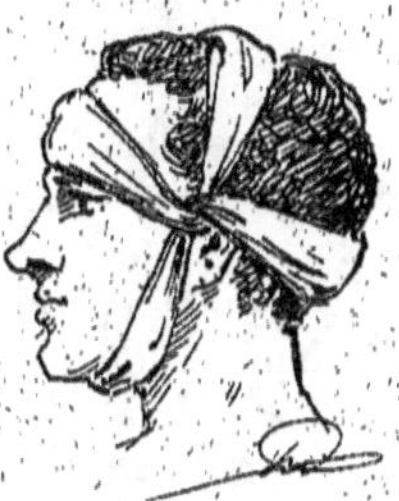

Fig. 18.

2° *Bandage du cou.* — On peut simplement entourer le cou au moyen de l'écharpe roulée, l'enveloppant circulairement ou bien, si la plaie est située trop bas, sur la partie où le cou devient plus conique, on applique le plein de la cravate sur la blessure, les bouts viennent s'entrecroiser au-dessus de l'épaule, de l'autre côté et vont se nouer sous le creux de l'aisselle opposée à la plaie (fig. 19). C'est le huit du cou.

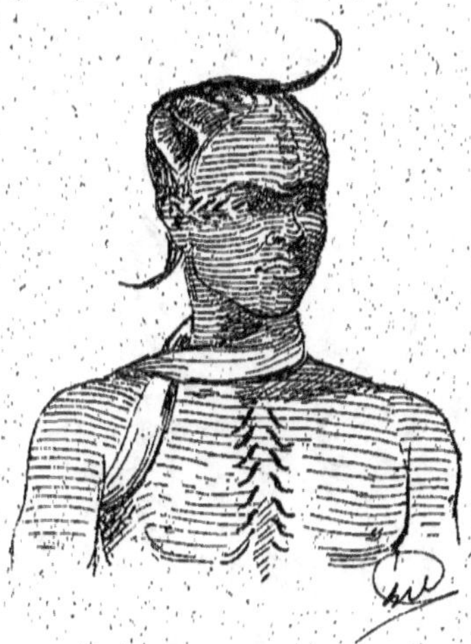

Fig. 19.

3° *Bandage de la poitrine.* — Pour les plaies de la poitrine, on se sert du bandage de corps, large pièce d'étoffe repliée sur sa longueur de façon à former un rectangle allongé (assez long pour faire le tour du corps) qui s'applique circulairement autour du corps et se fixe au moyen d'épingles. Il importe de serrer médiocrement ce bandage pour ne pas gêner les mouvements de la respiration; il est nécessaire aussi pour le maintenir, de le fixer au moyen de deux bandes formant bretelles; c'est-à-dire partant de la poitrine, passant par dessus chaque épaule et venant s'attacher à la partie dorsale de l'appareil.

Ou bien aussi on peut employer un grand triangle; on place alors la base de celui-ci obliquement en travers de la poitrine, l'un des bouts passant par dessus l'épaule, le sommet et l'autre bout dirigés vers le bas; les trois angles viennent se rejoindre et se fixer par derrière.

Quand il s'agit d'une blessure du dos on agit de même, mais en appliquant la base sur le dos et en rejoignant les angles devant la poitrine;

4° Le *bandage de l'abdomen* est le bandage de corps déjà décrit;

5° Le *bandage des fesses*. — La base d'un grand triangle s'applique sur les reins, les extrémités sont ramenées et fixées en avant du ventre et le sommet est ramené en avant en passant entre les deux cuisses et vient se réunir aux deux bouts (fig. 20).

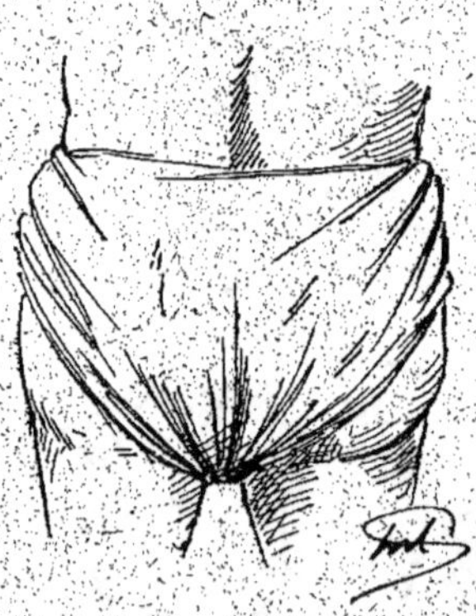

Fig. 20.

6° *Bandage du membre supérieur : Bonnet de la main.* — La main est placée à plat sur un triangle, les doigts dans la direction du sommet, le poignet correspondant au centre de la base ; le sommet est rabattu sur la face dorsale ; les bouts sont noués autour du poignet en embrassant le sommet qu'ils fixent de la sorte et qu'on peut assurer au moyen d'une épingle (fig. 21).

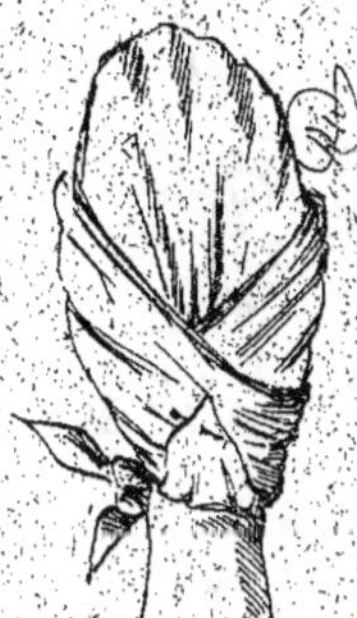

Fig. 21.

Cravate de la main. — Le plein de la cravate est appliqué sur la blessure ; les deux extrémités s'entrecroisent sur la face opposée et viennent se réunir autour du poignet (fig. 22).

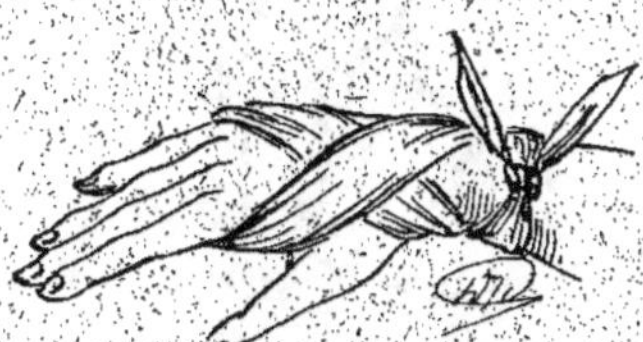

Fig. 22.

7° Bandages de l'avant-bras et du bras. — Tous ces bandages s'appliquent au moyen de la cravate dont le plein se place sur la blessure et dont les extrémités, après s'être croisées à la partie diamétralement opposée, viennent se réunir à nouveau apresa voir fait un tour complet du membre (fig. 23).

Bonnet du coude. — Le triangle est déplié ; la base est appliquée en arrière sur l'avant-bras, le plein correspond au coude et le sommet est relevé le long du bras ; les deux bouts ramenés en avant

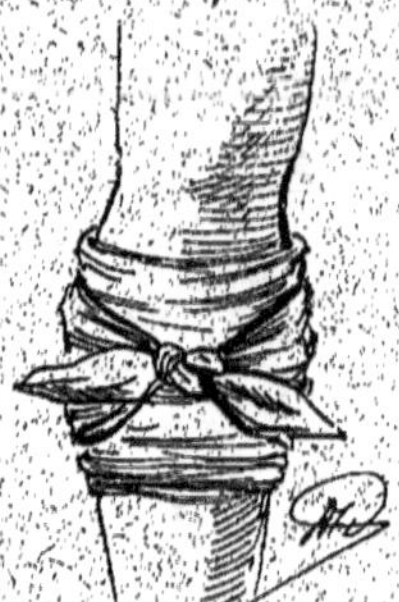

Fig. 23.

s'entrecroisent au niveau du pli du coude, s'entrecroisent de nouveau en arrière du bras, embrassent le sommet et viennent se réunir en avant (fig. 24).

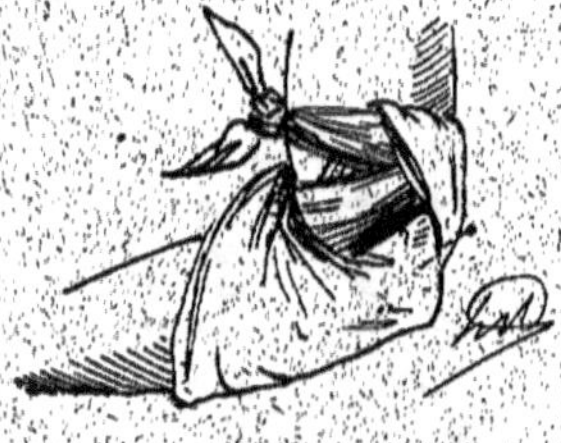

Fig. 24.

Bonnet de l'épaule. — La base du triangle est appliquée sur le côté externe du bras, le sommet dirigé vers le cou ; on noue les deux extrémités autour du bras et le sommet se fixe soit à une écharpe qui soutient le bras, soit à un bandage oblique venant embrasser le cou et l'aisselle opposée (fig. 25).

Bandage de l'aisselle. — Ce bandage n'est autre que le huit du cou renversé, c'est-à-dire qu'au lieu d'être appliquée au cou, la base s'applique sur l'aisselle et que les extrémités viennent se nouer du côté du cou opposé à l'aisselle blessée.

Echarpe du bras. — L'écharpe destinée à soutenir le membre supérieur blessé peut n'être qu'une simple cravate nouée derrière le cou dans lequel le patient passe la main (fig. 25).

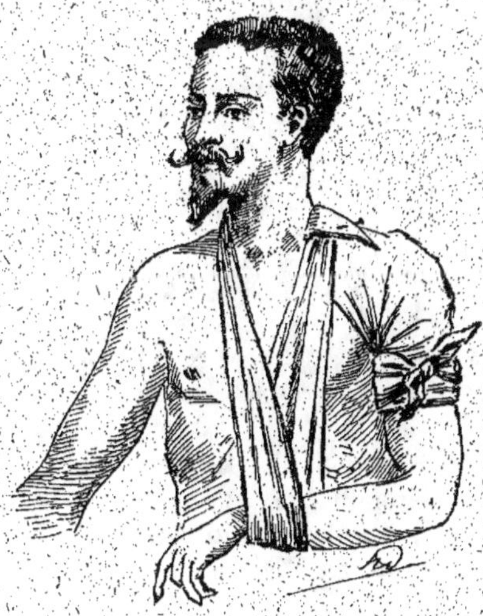

Fig. 25.

Dans le cas où il faut soutenir l'avant-bras dans toute sa longueur le triangle est déplié; la main vient reposer au centre de la base; les extrémités sont relevées l'une avant, l'autre en arrière de la main, de façon à l'embrasser. Le bout antérieur passe du côté du cou opposé à celui du membre lésé et vient se nouer au bout postérieur qui passe du côté de la blessure. Le sommet est relevé de telle façon qu'il forme un pli embrassant le coude et est fixé au moyen d'une épingle (fig. 26).

8° *Bandages du membre inférieur* (jambe, genou et cuisse). — Les bandages du membre inférieur reposent sur le même principe que ceux du membre supérieur; le plein du triangle roulé est toujours appliqué sur la plaie, les bouts après s'être croisés du côté opposé, viennent se réunir après avoir fait un tour complet du membre.

Cravate du pied. — Le plein de la cravate est appliqué sur la

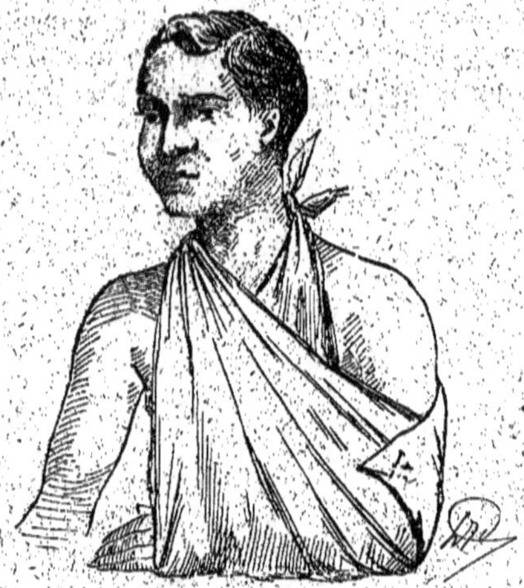

Fig. 26.

plante du pied, les extrémités se croisent en avant, passent en arrière au-dessus des malléoles, s'entrecroisent de nouveau et viennent se réunir en avant (fig. 27).

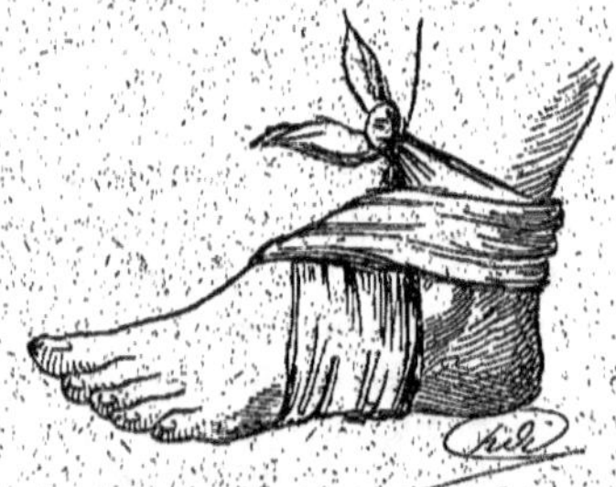

Fig. 27.

Bonnet du pied. — S'exécute comme celui de la main. Le pied est posé à plat sur un triangle, le talon vers la base et la pointe vers le sommet ; celui-ci est rabattu sur le dos du pied ; les bouts en venant se recroiser en avant passent au-dessus des malléoles et embrassent le sommet, descendent sous la plante du pied où ils s'entrecroisent une seconde fois pour venir se nouer au-dessus du cou-de-pied (fig. 28).

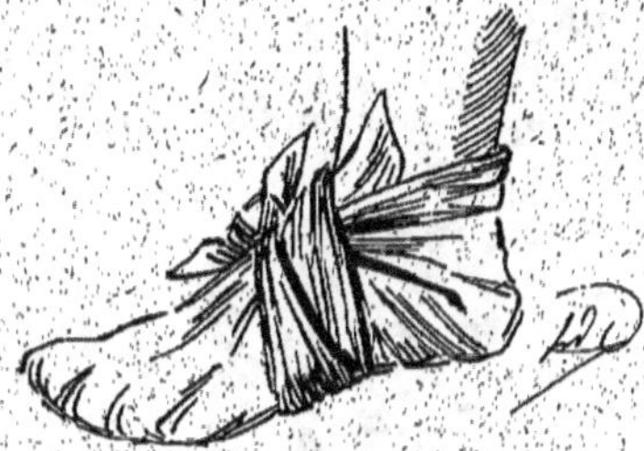

Fig. 28.

Bandage de l'aine. — Le plein d'un triangle roulé est placé sur l'aine, obliquement suivant la direction du pli ; l'une des extrémités, la supérieure, fait le tour du corps en arrière ; l'autre, l'inférieure, après avoir fait le tour de la cuisse en passant entre les deux cuisses, revient en avant, passe par dessus le plein et va rejoindre la supérieure (fig. 29).

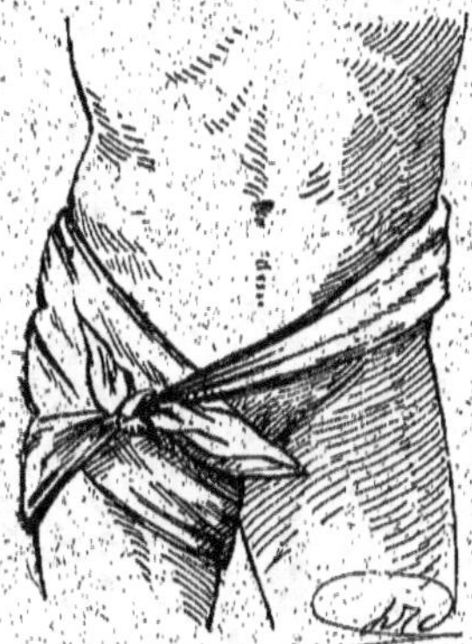

Fig. 29.

Triangle de l'aine. — Un triangle dont la base vient embrasser la cuisse ; le sommet est retenu par un circulaire faisant le tour du ventre, replié par dessus et fixé (fig. 30).

Triangle de la fesse. — C'est le bandage précédent appliqué en arrière.

B) *Application d'une bande.* — Pour appliquer une bande, on tient le globe de la bande dans la main droite entre les doigts indicateur et médius d'une part et le pouce de l'autre.

Au moyen de la main gauche on applique l'extrémité de la bande par sa face *externe* sur la peau, puis on déroule la bande de gauche

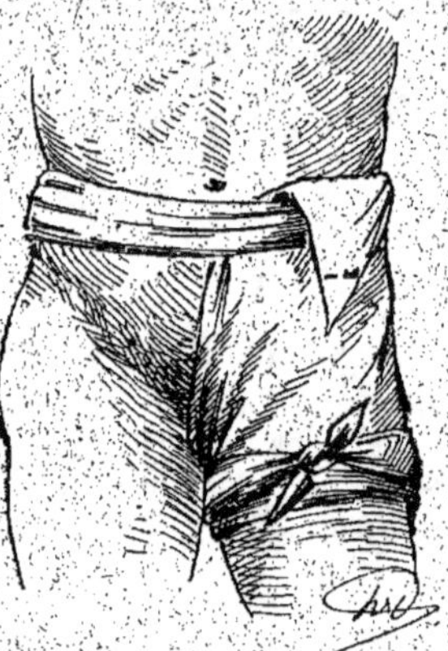

Fig. 30.

à droite en enroulant la partie à recouvrir sans secousse et en serrant modérément pour empêcher les tours de bande de se relâcher.

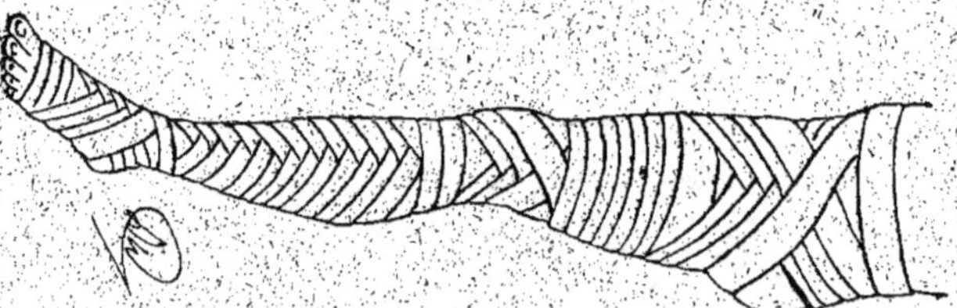

Fig. 31.

Il est toujours nécessaire de commencer l'application de la bande par la partie inférieure du membre.

On fixe l'extrémité terminale au moyen d'une épingle placée transversalement.

On peut exécuter avec les bandes différentes espèces de bandages (fig. 31 et 32) dont les principales sont :

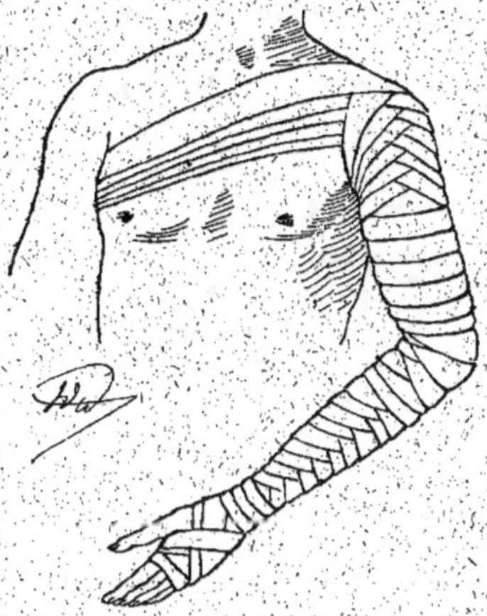

Fig. 32.

1° *Le bandage roulé ou circulaire.* — Ce bandage s'applique principalement aux régions qui présentent la forme cylindrique, telles le front, le cou, la poitrine, l'abdomen, les bras, etc.

Dans cette espèce de bandage on enveloppe la partie à panser de tours de bande réguliers, se recouvrant environ des deux tiers de leur largeur (fig. 33).

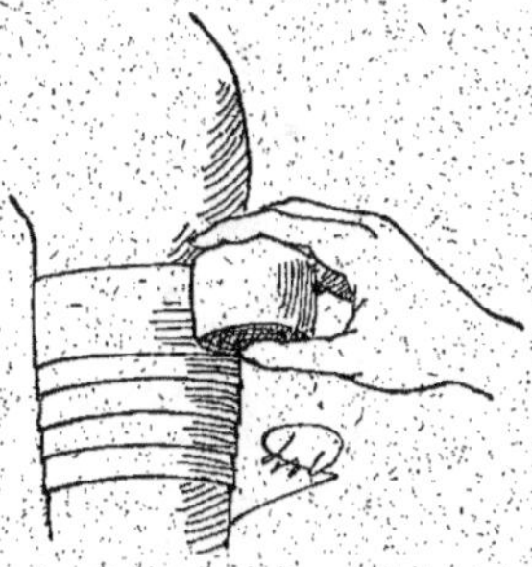

Fig. 33.

2° *Le bandage à renversés* s'emploie aux régions de forme conique, telles l'avant-bras, la jambe et la cuisse.

On commence par appliquer quelques tours circulaires pour fixer la bande ; puis, quand on est arrivé au point où la forme du membre devient conique, on dirige la bande obliquement en haut vers le corps du blessé ; on la fixe sur le membre avec le pouce de la main gauche et on la renverse sur elle-même. Ces tours de bande renversés sont répétés jusqu'à ce que toute la partie conique soit recouverte ; on termine ensuite par quelques circulaires (fig. 34).

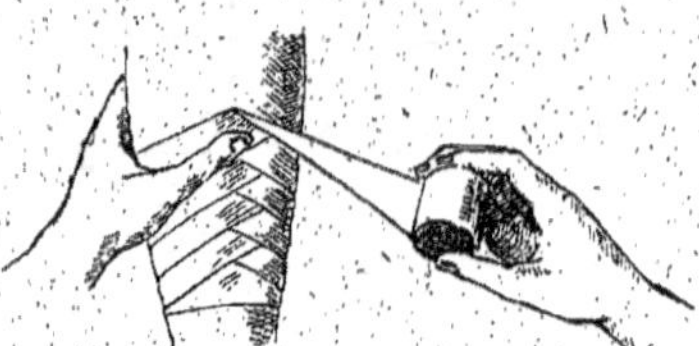

Fig. 34. Bandage à renversés.

3° *Le bandage croisé*, en huit de chiffre, ou spica (fig. 35) s'applique au niveau des articulations : cou-de-pied, genou, aine, pouce, poignet, coude, épaule.

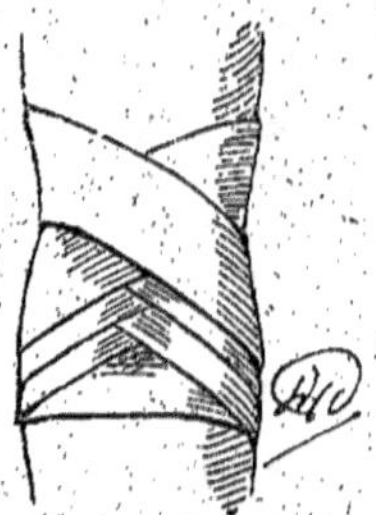

Fig. 35.

Il consiste en tours de bande décrivant un huit de chiffre dont les branches viennent s'entrecroiser au niveau de l'articulation à recouvrir, après avoir embrassé alternativement les parties du membre situées immédiatement au-dessus et en dessous de cette jointure.

C) *Application d'un bandage en T.* Le bandage en T sert principalement pour le pansement des blessures de l'anus ou du périnée (région située entre les bourses et l'anus).

Comme son nom l'indique, il est formé de deux bandes réunies entre elles de manière à affecter la forme d'un T ; la branche verticale de ce T se bifurque à sa partie inférieure.

Pour l'appliquer on pose le milieu de la bande horizontale sur le sacrum ; les deux extrémités de cette bande sont ramenées en avant vers l'ombilic et nouées ou épinglées, la bande verticale passe sous le périnée, ses deux extrémités sont conduites de part et d'autre des bourses et fixées, sur l'abdomen, à la bande horizontale.

Hémorragies.

Toutes les plaies, surtout celles produites par des instruments tranchants, donnent toujours lieu à un écoulement de sang. Si l'écoulement est abondant il prend le nom d'*hémorragie*.

Celle-ci peut être due à la rupture d'une veine, d'une artère, ou de vaisseaux capillaires, et chacune de ces hémorragies présente des caractères qui permettent de la distinguer des autres.

A quoi distingue-t-on une hémorragie artérielle, une hémorragie veineuse, et une hemorragie capillaire?

1° Dans l'hémorragie artérielle, le sang subissant encore directement l'action du cœur sort par *jets saccadés* et *gicle* ; tandis que dans l'hémorragie veineuse il s'écoule *lentement* et sans *saccades*.

2° Le sang artériel est *plus rouge* que le sang veineux.

3° Une compression *au-dessus* de la plaie, c'est-à-dire entre celle-ci et le cœur, fait *diminuer* une hémorragie artérielle et est sans action sur une hémorragie veineuse.

4° Une compression *au-dessous*, c'est-à-dire entre les extrémités et la plaie, fait diminuer l'hémorragie veineuse ; mais est sans action aucune sur une hémorragie artérielle.

5° L'écoulement du sang provenant de capillaires se fait en nappe et est facilement arrêté par une légère compression locale.

Les causes de ces phénomènes et des différences de gravité que présentent entre elles les hémorragies artérielles, veineuses et capillaires, seront aisément comprises par quiconque se rappellera le fonctionnement de l'appareil circulatoire.

En effet, la plus grande pression, dans le sang, existe au sortir du ventricule gauche ; la pression diminue à mesure qu'on s'éloigne du cœur, elle est plus forte à l'entrée dans les capillaires qu'à la sortie et, enfin, elle est la moindre à l'endroit où le sang se déverse dans l'oreillette droite.

La pression est donc plus élevée dans le réseau artériel que dans le réseau veineux ; c'est là un premier motif de plus grande gravité pour les hémorragies artérielles. Un second motif réside dans la texture même de la paroi des artères, qui fait qu'une artère tranchée reste béante tandis que la paroi d'une veine tranchée s'affaisse et que l'ouverture se ferme en quelque sorte automatiquement.

Quand au lieu d'être tranchée nettement comme dans les plaies par coup de sabre, coup de lance, etc., l'artère est en quelque sorte tordue ou broyée (plaies par arrachement, écrasement, ou certaines plaies par armes à feu), la *tunique interne ou élastique* se brise la première et se rétracte sur elle-même ; la tunique musculaire et la tunique fibreuse résistent plus longtemps, et, tordues par dessus l'élastique déchirée, viennent faire à l'ouverture du vaisseau un véritable bouchon qui s'oppose à l'hémorragie.

Dangers des hémorragies. — Une hémorragie abondante peut amener rapidement la mort d'un blessé, comme aussi une hémorragie se prolongeant pendant trop longtemps.

Sans que l'on ait à déplorer une issue aussi fatale, parfois le patient, ainsi *saigné*, peut être considérablement affaibli, au point de ne plus jamais pouvoir reconquérir la santé.

Il est donc de première nécessité d'arrêter le plus vite possible toute hémorragie.

MOYENS PROPRES A ARRÊTER UNE HÉMORRAGIE.

Hémorragie capillaire. — Ce genre d'hémorragie offre généralement peu de gravité et il suffit d'appliquer sur la plaie une compresse de gaze antiseptique doublée d'un peu d'ouate hydrophile et de fixer en comprimant légèrement, soit au moyen d'une écharpe roulée, soit par quelques tours de bande.

Hémorragie veineuse. — Ces hémorragies plus conséquentes que les précédentes, sont cependant encore facilement maîtrisées, par l'application du pansement que nous venons de décrire.

Hémorragie des petites artères. — Après avoir appliqué un pansement antiseptique compressif, on peut favoriser l'hémostase, c'est-à-dire l'arrêt de l'écoulement sanguin par :

A) *La position :* Elever la partie blessée par rapport au cœur afin de lutter par le poids du sang contre la pression exercée par cet organe, et ne jamais permettre que la plaie occupe une position déclive qui favoriserait l'hémorragie en diminuant la résistance à cette pression.

B) *La flexion forcée :* Si la plaie siège à une des extrémités (main ou avant-bras, pied ou jambe) on peut parfois obtenir l'arrêt de l'hémorragie, en fléchissant fortement le genou ou le coude et en maintenant le membre dans cette position fléchie au moyen d'un lien quelconque.

Dans cette position, que le patient ne saurait du reste supporter que pendant un laps de temps relativement court, l'artère est comprimée par la flexion même du membre (on se souviendra qu'elle est située au coude du côté du pli et au genou également).

Hémorragie artérielle. — En semblable occurrence, en attendant que l'on puisse faire la ligature, il faut arrêter le sang par la compression soit dans la plaie, soit entre le cœur et la plaie.

A) *Compression dans la plaie.* — On cherche à obturer dans la plaie même, l'ouverture des vaisseaux tranchés. Dans ce but on pratique, ou bien la *compression digitale*, ou bien le *tamponnement.*

La compression digitale est mauvaise, car, rarement, les doigts sont assez propres pour permettre, sans crainte d'infection, de les introduire dans une plaie; mais, comme souvent nécessité fait loi, en cas d'urgence, quand le sang, jaillissant avec force et abondance du fond d'une plaie, indique nettement qu'une artère importante vient d'être tranchée, il n'y a pas une seconde à perdre et il faut au moyen des doigts chercher à comprimer l'endroit de la blessure d'où provient le sang et boucher le vaisseau coupé.

On tâche d'appliquer ensuite, le plus tôt possible, un des procédés de compression à distance que nous allons décrire tout à l'heure.

Le tamponnement se pratique de la façon suivante :

Coiffer un ou plusieurs doigts d'une compresse antiseptique ; les introduire, ainsi revêtus, dans la plaie, aussi profondément que possible ; puis les retirer lentement en laissant la compresse en place ; et remplacer les doigts par de petites boulettes ou tampons de gaze et d'ouate dont on bourre le creux de la compresse jusqu'à combler la plaie.

On maintient le tampon par une écharpe ou quelques tours de bande.

Afin d'éviter que le sang ne s'infiltre dans la profondeur des tissus, ce qui peut déterminer parfois des accidents graves, il est utile, si la plaie siège à un membre, d'entourer celui-ci *tout entier* d'une bande, afin d'empêcher, par une compression également distribuée à l'entour de ce membre, la complication que nous venons de signaler.

Tout comme la compression digitale le tamponnement dans la

plaie n'est, souvent, qu'un mode de pansement provisoire qui nécessite une intervention ultérieure.

AUTRES MOYENS EMPLOYÉS DANS LA PLAIE.

Styptiques. — Les styptiques sont des substances ayant la propriété de coaguler le sang et de favoriser la rétraction, le resserrement des parois des vaisseaux; ils ont l'inconvénient de salir la plaie en y produisant des croûtes et d'autre part ils sont irritants et quelquefois caustiques; cependant quand la compression seule ne suffit pas, ils peuvent parfois rendre des services et comme tels méritent d'être signalés.

On dispose dans les pharmacies congolaises d'alun qui s'emploie en solution à 1 ou 2 p. c.; on peut aussi se servir d'eau vinaigrée ou de perchlorure de fer (solution au 10e); mais ce dernier est d'un emploi désagréable, car il salit la plaie qu'il noircit, rendant ainsi fort difficile, la recherche ultérieure des vaisseaux.

Les styptiques s'emploient en trempant le tampon qui doit obturer la plaie soit dans la solution d'alun ou de perchlorure de fer, soit dans l'eau vinaigrée.

Froid. — Le froid jouit aussi de la propriété de coaguler le sang et de produire la rétraction, le resserrement des vaisseaux; il ne peut, naturellement, être question, au Congo, d'employer la glace; mais cependant, sous bois, on rencontre parfois des ruisseaux ou des sources dont l'eau est suffisamment fraîche et propre pour pouvoir obtenir un résultat en y trempant le membre blessé.

C'est, cependant, un moyen dangereux, car on s'expose à infecter la plaie par les germes que l'eau pourrait contenir.

La *cautérisation au fer rouge* qui, autrefois, était fort en honneur et était même le seul moyen hémostatique connu, ne mérite plus aujourd'hui qu'on lui accorde la même importance, car l'eschare ainsi formée et destinée à obturer les vaisseaux blessés est très mince et se détache facilement.

On construit rapidement en cautère enroulant un fil de fer en pyramide (fig. 36), forme qui permet d'atteindre aisément le fond de la plaie.

COMPRESSION HORS DE LA PLAIE.

Quand les moyens d'hémostase dans la plaie ne réussissent pas, ou que, dans un cas d'hémorragie grave, on ne parvient pas à découvrir dans une plaie l'artère qui la produit, il faut, en compri-

mant le membre entre le cœur te laplaie, et en aplatissant complètement l'artère, empêcher le sang d'arriver à la partie du vaisseau qui est tranchée.

Pour arriver à ce but, on peut employer :

La compression digitale ;

Le garrot ;

Le tourniquet ;

La compression circulaire au moyen d'un lien élastique.

A) *Compression digitale.* — Appliquer sur le trajet de l'artère
principale du membre lésé (soit que la blessure intéresse le vaisseau
lui-même ou bien une des branches auxquelles il donne nais-

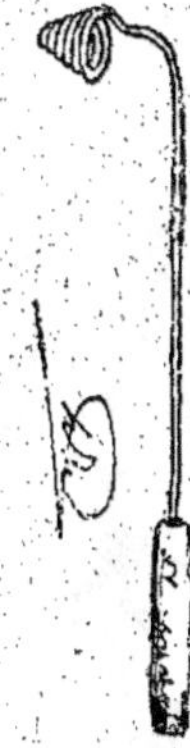

Fig. 36.

sance) les quatre doigts d'une même main disposés parallèlement à
sa direction, le pouce étant placé de l'autre côté du membre.

On peut aussi comprimer au moyen de la pulpe du pouce et,
pour éviter la trop grande fatigue, en attendant que les doigts soient
remplacés par un appareil (car la compression digitale n'est évi-
demment que provisoire), on alterne les deux mains en évitant de
retirer l'une avant que l'autre ne soit convenablement placée, de
façon à ne pas laisser perdre de sang pendant le changement.

La compression par les doigts n'est efficace que si on la pratique
en un point où l'artère est assez superficielle, facilement accessible
et peut être appliquée contre un corps dur (os) qui se trouve derrière
elle ; car, si derrière le vaisseau, il n'y a pas un plan résistant, il
fuit sous les doigts et échappe à la compression.

Il importe donc de bien connaître le trajet des vaisseaux et les endroits de ce trajet où sont réunies les conditions exigées, car il faut nécessairement tout d'abord rechercher et trouver l'artère qui se reconnaît au toucher par les pulsations que produit l'afflux sanguin à chaque battement du cœur.

Nous avons déjà dit quelques mots du point qui nous occupe en parlant de la circulation.

Précisons à présent les *points d'élection* pour exercer la compression.

A LA TÊTE, de chaque côté de la mâchoire inférieure, à égale distance entre le menton et l'angle postérieur de la mâchoire au devant de l'os, l'*artère faciale* est facile à comprimer dans les cas de blessure à la face (fig. 37b).

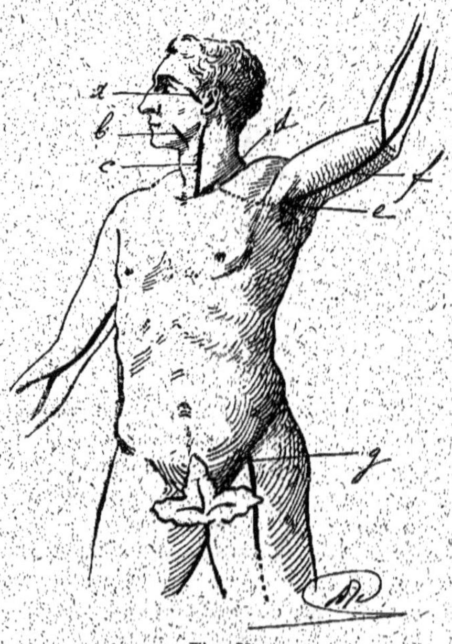

Fig. 37.

L'*artère temporale* passe au devant de l'oreille et peut être comprimée contre l'os temporal, un centimètre environ en avant du point d'attache supérieur du pavillon de l'oreille (fig. 37a).

Au cou, en avant, et vers la moitié du muscle qui fait saillie quand on tourne la tête fortement de côté, le doigt peut comprimer *l'artère carotide* contre la colonne vertébrale en appuyant à cet endroit au moyen du pouce d'avant en arrière et un peu de dehors en dedans (fig. 37c).

Dans le creux qui existe au-dessus de la clavicule à côté du bord externe du muscle ci-dessus renseigné, vers le centre de la clavicule, on comprime *l'artère sous-clavière* contre la première côte (fig. 37d).

On atteint plus facilement l'artère en faisant saillir en avant la clavicule et l'épaule.

La pression doit s'exercer de haut en bas et de dehors en dedans.

Au creux de l'aisselle, le bras étant levé, le long du bord antérieur du creux formé par les muscles pectoraux, on peut comprimer *l'artère axillaire* contre la tête de l'os humérus, que l'on distingue très bien au toucher (fig. 37e).

Au bras, à la face interne, derrière la saillie formée par le muscle biceps, *l'artère humérale* se trouve presqu'immédiatement sous la peau et suit la face interne de l'humérus, pendant presque tout son trajet; elle peut être aisément comprimée contre cet os (fig. 37 f).

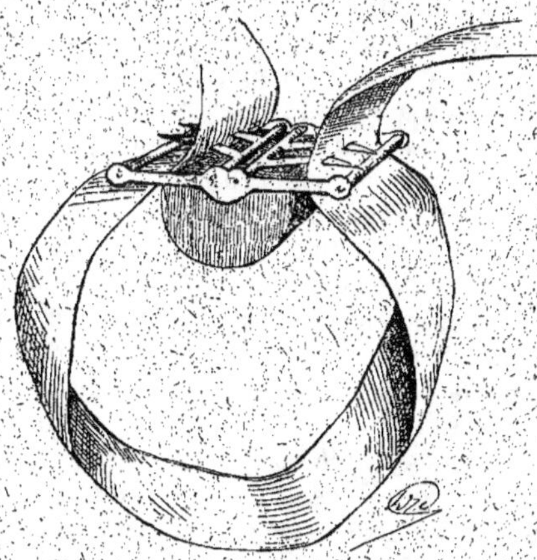

Fig. 38. Garot de campagne.

La compression de cette artère se fait au moyen des quatre doigts de la main, appliqués parallèlement à son trajet.

A l'aine, juste au centre du pli, l'artère fémorale se comprime contre les os iliaques au moyen des deux pouces en enserrant la cuisse dans les deux mains (fig. 37 *g*).

Plus bas, surtout chez un sujet gras et musclé, elle est difficile à découvrir, elle suit le bord interne du fémur en le contournant pour lui devenir postérieure à partir du 1/3 inférieur de la cuisse.

B) Le *garot de campagne* est le moyen le plus simple et le plus pratique pour arrêter une hémorragie artérielle grave.

Il se compose d'une pelotte compressive, munie d'une double boucle et d'un ruban résistant (fig. 38 et 38bis).

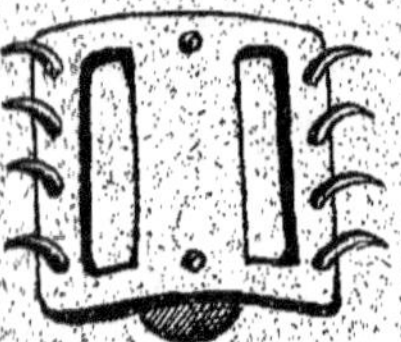

Fig. 38bis. Autre modèle de garot de campagne.

On applique la pelotte sur le trajet de l'artère; on fixe une des extrémités du ruban à l'une des boucles; celui-ci contourne ensuite le membre et, à l'autre boucle, on fixe la seconde extrémité en serrant assez fort pour arrêter le sang et en ayant bien soin de maintenir la pelotte à sa place sur le trajet artériel.

Tout lien quelconque résistant (bande, mouchoir, bretelle, courroie, cravate, etc.) peut, au besoin, servir à improviser un garot. La pelotte est remplacée alors par un corps dur quelconque (bande roulée, bouchon, caillou arrondi enveloppé dans une compresse, morceau de bois, etc.); on applique ce corps dur sur le trajet du vaisseau et on serre le lien par dessus, en ayant soin d'en nouer les bouts du côté opposé. Si on ne peut parvenir à serrer assez fort pour arrêter l'hémorragie, on passe sous le lien, du côté du nœud, un bâtonnet ou une baguette, que l'on tourne de façon à tordre le lien jusqu'à ce que le sang ne s'écoule plus (fig. 39); afin de protéger la peau à l'endroit où on exerce cette torsion, on interpose entre elle et le lien, pour empêcher qu'elle ne soit pincée, un corps protecteur (plaque de cuir, de carton, de ceinturon ou morceau d'écorce, etc.). On fixe ensuite le bâtonnet soit en engageant un des bouts sous le lien, soit au moyen d'un second lien.

Un type de compression facile à improviser, mais qui ne peut efficacement servir qu'au *bras* consiste en *deux baguettes* lisses,

arrondies, un peu plus longues que le diamètre du membre et
qu'on applique de chaque côté de celui-ci, l'une sur la face interne,
l'autre sur la face externe. Les muscles sont repoussés en avant et

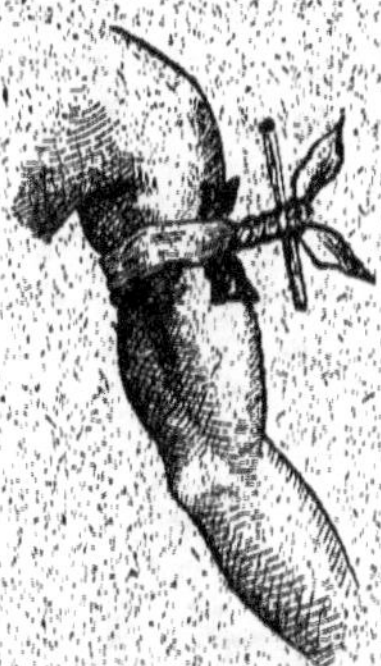

Fig. 39. Garot improvisé.

en arrière par les baguettes, et il suffit d'une pression peu considérable pour aplatir l'artère contre l'os. Dans ce but, les deux
baguettes sont attachées ensemble par une de leurs extrémités, de
manière à ne laisser entre elles qu'un écartement un peu moindre
que le diamètre du membre.

Les deux extrémités opposées sont alors rapprochées au moyen
d'une bande, d'une ficelle, etc. (fig. 40), jusqu'à obtenir la compression désirée.

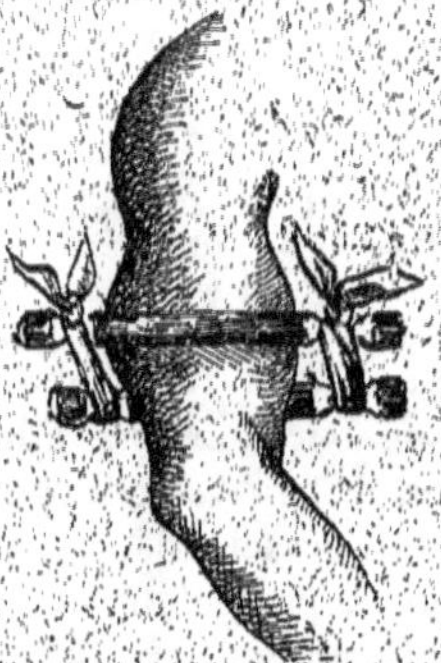

Fig. 40. Compresseur du bras.

Ce système a sur le garot et le lien élastique l'avantage de ne
pas s'opposer comme ceux-ci, qui enserrent tout le pourtour du

membre, à la circulation de retour (circulation veineuse), ce qui amène le gonflement du membre et parfois la gangrène en quelques heures.

Au moyen du système à bâtonnets, la circulation veineuse peut se faire dans les parties musculaires non comprimées.

C) *Le tourniquet* (fig. 41 et 41*bis*) est formé de deux plaques de

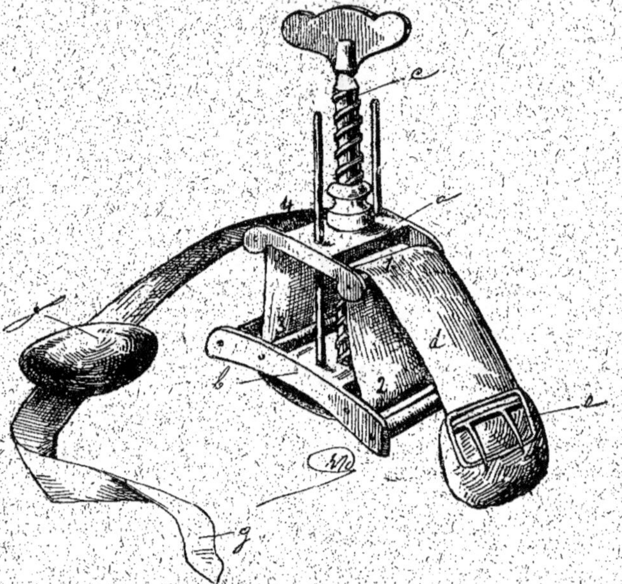

Fig. 41. Tourniquet.

métal superposées, un peu cintrées, dont la supérieure (*a*) peut s'écarter ou se rapprocher de l'inférieure (*b*) au moyen d'une vis (*c*); ces plaques sont munies, sur les bords externes de passants (1, 2, 3, 4) dans lesquels s'engage un ruban (*d*) pourvu d'une boucle (*e*) à l'une de ces extrémités. Cette boucle est garnie d'une pelotte qui remplit simplement le rôle de protecteur de la peau.

Une seconde pelotte (*f*), libre, en bois dur, affectant la forme de la moitié d'un œuf coupé dans le sens de son plus grand diamètre, est munie sur sa partie plane d'une coulisse dans laquelle passe l'extrémité libre du ruban (*g*).

On monte l'appareil de la manière suivante : l'extrémité libre du ruban (*g*) est introduite de haut en bas dans le passant (1), ensuite dans le passant (2), passe sous l'appareil puis est glissée de bas en haut dans (3) pour ressortir en (4) et de là s'engage dans la coulisse de la pelotte (*f*).

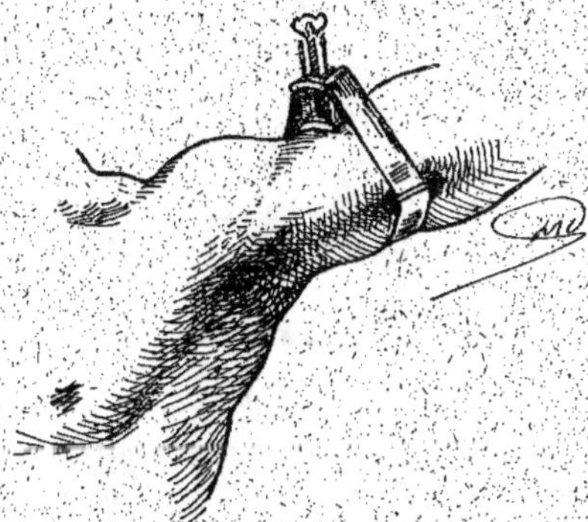

Fig. 41*bis*. Tourniquet appliqué.

Pour appliquer l'appareil on place *f* sur le trajet de l'artère, l'extrémité *g* du ruban contourne le membre et se fixe en serrant modérément au moyen de la boucle (*e*), puis on fait agir la vis qui écartant les deux plaques, établit une compression sûre et efficace ne s'opposant pas trop à la circulation de retour.

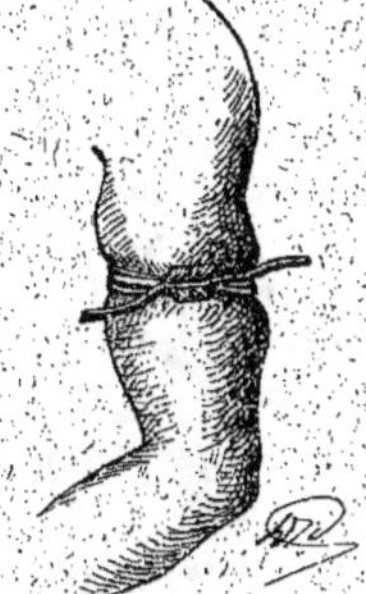

Fig. 42. Lien élastique.

D) *Lien élastique*. — En entourant un membre de deux ou trois tours d'une bande, bretelle ou tube élastique, par plusieurs circulaires bien tendus et appliqués avec force, dont les extrémités sont nouées ou fixées par un moyen quelconque, les parties molles et avec elles les vaisseaux sont si énergiquement comprimés qu'il ne peut plus s'écouler un goutte de sang.

Le tube hémostatique d'Esmarch est pourvu d'une plaque en ébonite munie d'une gouttière à sa face externe, gouttière dans laquelle on engage les deux bouts du tube qui y restent fixés d'eux-mêmes, après avoir enserré le membre (fig. 42).

Le lien élastique a sur les autres systèmes l'avantage de ne pas exiger de lieu d'élection et de pouvoir être placé à n'importe quel endroit des membres, mais il s'oppose absolument à toute circulation de retour et expose à des gangrènes à bref délai.

Hémostase définitive.

Tous les systèmes que nous venons d'énumérer sont provisoires, c'est-à-dire qu'ils suffisent pour permettre d'attendre un certain temps l'arrivée d'un secours médical, mais, le plus souvent, ne sauraient arrêter définitivement une hémorragie.

Nous allons tâcher de décrire rapidement ce qu'il convient de faire, en l'absence de médecin, pour obtenir l'hémostase définitive.

Parfois, par suite de la formation d'un caillot dans la blessure, ou par suite de la compression exercée, l'hémorragie ne reparaît pas.

Il faut que le malade alors reste au repos absolu, la partie intéressée relevée, car l'hémorragie pourrait se reproduire au moindre mouvement, au plus petit effort et une prudence excessive doit être recommandée.

L'hémorragie reparaît-elle après l'enlèvement des appareils provisoires, il est nécessaire de lier sans tarder les vaisseaux qui donnent; cette ligature se pratique dans la plaie, car la recherche des artères, pour les lier sur leur trajet, en dehors de la plaie, exige des connaissances anatomiques approfondies et ne peut être tentée que par un médecin.

Ligature dans la plaie. — Après avoir appliqué un nouvel appareil compresseur, on enlève le sang coagulé que renferme la plaie et on la lave soigneusement avec de l'ouate hydrophile antiseptique, on va, ensuite, à la recherche de l'artère qui donne, en écartant les parties molles, en les disséquant soigneusement même, car il ne faut pas craindre de convertir une petite plaie par un instrument tranchant ou arme à feu, donnant lieu à une hémorragie sérieuse, en une plaie plus large et plus profonde, quand il s'agit de la vie ou de la mort du blessé.

Aussitôt que l'on a découvert le vaisseau qui donne, ce qui se reconnaît au jet saccadé qui s'en échappe, on le saisit avec une pince de Péan (1) (fig. 43); quand il y a plusieurs vaisseaux tranchés dans

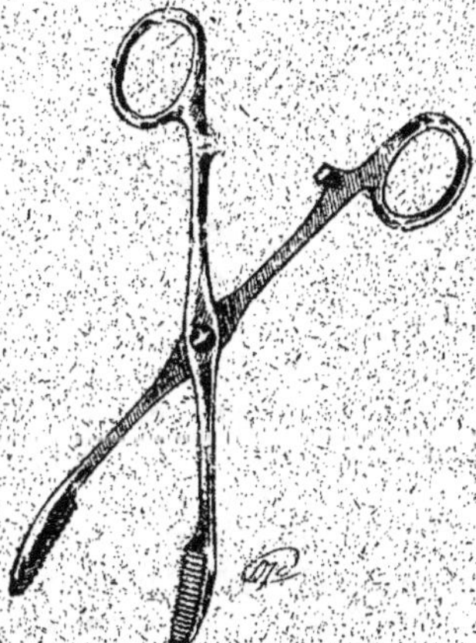

Fig. 43. Pince de Péan.

une même blessure, pour chacun d'eux on agit de même, et, si l'on ne parvient pas à isoler une artère ou artériole lésée, on ne s'inquiète guère de saisir dans l'instrument un peu des tissus

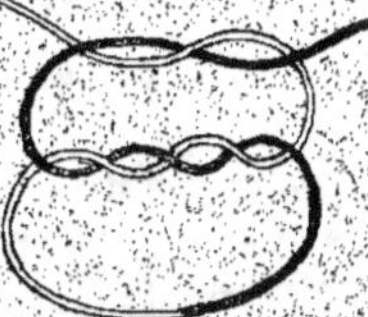

Fig. 44. — Nœud de batelier et double nœud de chirurgien.

circonvoisins. On applique donc autant de pinces qu'il y a de vaisseaux lésés; on lie ensuite solidement les uns après les autres,

______

(1) Les instruments dont on se sert doivent toujours, au préalable, avoir été trempés dans une solution antiseptique phéniquée (25 ou 50 pour 1000). La solution sublimée attaque le métal.

chacun des vaisseaux au moyen de catgut (corde de boyau phéniquée ou sublimée) ou de fils de soie soigneusement aseptisés; pour faire ces ligatures on enserre le vaisseau dans l'anse d'un nœud que l'on assure ensuite par un nœud de batelier (fig. 44) et non par un double nœud ordinaire (fig. 45), sujet à déraper.

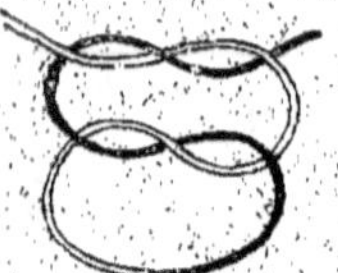

Fig. 45. Double nœud ordinaire.

Dans le nœud de batelier, le second nœud est fait en *contre-main*.

Il est utile aussi d'entre-croiser deux fois (fig. 44) les fils pour faire le premier nœud, afin d'éviter un relâchement pendant que l'on fait le second.

Quand un vaisseau n'est ni suffisamment isolé, et ne peut être convenablement attiré au dehors pour pouvoir placer l'anse du nœud de la ligature, on a recours à la *filopressure* (fig. 46). On passe

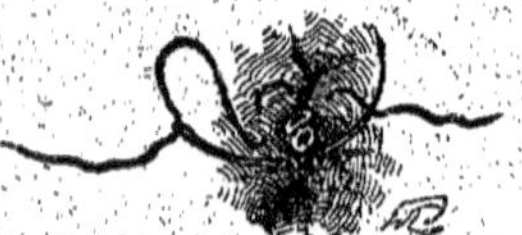

Fig. 46. Filopressure.

une aiguille courbe, préalablement aseptisée et munie d'un fil aseptique, dans les parties molles voisines, à deux ou trois reprises, de manière à circonscrire le vaisseau lésé; en nouant ensuite, de la façon ci-dessus décrite, les deux bouts du fil on lie le vaisseau qui est étreint avec les tissus environnants compris dans la filopressure.

Faute de fil aseptique ou de catgut, on peut obturer l'artère par *torsion*, c'est-à-dire la tordre cinq ou six fois sur son axe au moyen de la pince de Péan.

Il suffira de se rappeler ce que nous avons dit de la texture des artères pour comprendre que leur tunique interne, se comportant alors comme dans les plaies par arrachement, se recroqueville et vient fermer, hermétiquement, la lumière du vaisseau.

Quand on a tout lié dans la plaie, on lâche légèrement l'appareil de compression afin de s'assurer si un vaisseau n'a pas été oublié cette opération ne doit pas se faire brusquement en un coup, mais lentement et méthodiquement.

Si tout a été bien lié, ce qui se constate par le fait que l'enlèvement de l'appareil compresseur ne donne lieu à aucun écoulement sanguin, on applique sur la plaie un des pansements antiseptiques que nous avons décrits plus haut, et on soigne la plaie comme une plaie ordinaire.

DIFFÉRENTES SORTES DE PLAIES

Examinons à présent la conduite à tenir devant les différentes sortes de plaies que l'on peut rencontrer.

Plaies par instruments tranchants.

Après avoir arrêté l'hémorragie par un des moyens que nous venons de décrire, après un lavage antiseptique soigné, nous nous trouvons généralement, surtout dans un cas de plaie assez étendue, en présence d'une ouverture béante dont les deux lèvres sont écartées.

Y a-t-il lieu de les rapprocher par des points de suture et de favoriser la guérison rapide en affleurant ces deux lèvres?

Indiscutablement, surtout quand la plaie est assez étendue, il y a lieu de suturer à moins qu'il y ait abondance d'écoulement purulent, auquel cas il faut laisser à celui-ci la porte ouverte et se garder de l'enfermer dans le corps en lui bouchant toute issue, car, alors, il refluerait sous la peau et le long des vaisseaux et des nerfs, pour occasionner soit des phlegmons, soit même la pyohémie et l'empoisonnement putride du patient. On se contentera alors d'un bon lavage et pansement antiseptique; ou bien on laissera un drain qui permettra au pus de s'écouler.

Il est toujours prudent, aussi, de ne pas suturer les plaies de la tête, par crainte d'érysipèle.

Sutures. — Le meilleur système de suture est celui qui est aussi le plus simple : autant de points, autant de fils distincts. On

enfonce l'aiguille à la distance de 2 à 3 millimètres du bord d'une
des lèvres de la plaie ; elle ressort à une profondeur à peu près
égale dans la plaie ; on l'enfonce dans la profondeur de l'autre lèvre
juste vis-à-vis du trou de sortie de la première et elle ressort à la
peau à 2 ou 3 millimètres en dehors du bord de cette deuxième
lèvre (fig. 47).

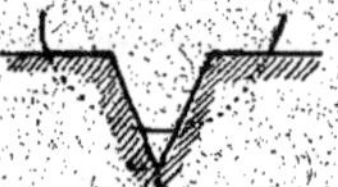

Fig. 47.

On place ainsi tous ses points de suture avant de faire les nœuds
il convient de laisser environ 5 à 6 millimètres entre chaque
point (fig. 48).

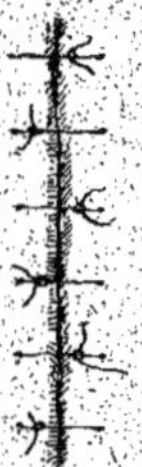

Fig. 48. Suture.

Le nœud se fait comme il a été dit (fig. 44 et 45) à propos de la
ligature des artères.

On serre jusqu'à ce que les deux lèvres affleurent complètement.

Plaies de l'abdomen. — Quand on se trouve en présence d'une
plaie de l'abdomen, s'il n'y a pas hernie des organes y contenus,
agir comme avec une plaie ordinaire ; mais les points de suture
doivent être plus profonds.

Nous recommandons de placer, dans ce cas, alternativement un
point de suture profond et un point plus superficiel.

S'il y a hernie des organes contenus dans l'abdomen, les réduire,
c'est-à-dire les rentrer dans la cavité abdominale en usant des plus
grandes précautions aseptiques pour toucher ces organes ; les
mains, le linge, tout ce qui peut être en contact avec eux doit avoir

été soigneusement désinfecté et doit être tiède, c'est-à-dire avoir une température de 40° environ; recoudre ensuite l'ouverture abdominale de la façon que nous venons de décrire.

Quand l'organe hernié est l'intestin, examiner avec soin s'il n'est pas blessé.

On se contenterait, dans ce cas, de laver soigneusement la plaie et, en attendant l'arrivée du médecin, on appliquera des compresses trempées dans une solution antiseptique tiède, et que l'on renouvellera dès qu'elles tendent à se refroidir.

Il ne faut jamais replacer dans l'abdomen une anse intestinale blessée; les matières fécales s'écouleraient par la blessure dans le péritoine et causeraient une péritonite et la mort à bref délai.

Plaies de la poitrine. — Ces plaies, s'il y a eu pénétration dans la cage thoracique, se reconnaissent à un crachement de sang et à la sortie d'air par la plaie, à chaque mouvement respiratoire. Le traitement consiste alors, après application d'un pansement antiseptique, à coucher le blessé *sur le côté malade;* de cette façon on immobilise le côté lésé et, d'autre part, les liquides s'écoulent à l'extérieur.

Plaies par instruments contondants.

Généralement il suffit d'appliquer un bon pansement antiseptique.

Plaies par arrachement.

Ces plaies, rares en Afrique, sont plutôt des accidents d'usines; elles ne donnent pas lieu à une forte hémorragie, les vaisseaux sanguins ayant été *tordus et non tranchés.*

Il faut laver avec soin; enlever les fragments d'os ou autres corps étrangers accessibles et appliquer un pansement antiseptique.

Plaies par armes à feu et armes de jet non empoisonnées.

Toujours tâcher d'extraire le projectile et les fragments d'os, s'il y a fracture. Puis laver et appliquer le pansement. Il est fort bon d'irriguer journellement le trajet du projectile au moyen d'une solution antiseptique.

Pour les flèches, il peut être plus avantageux quelquefois, si la pointe, après avoir traversé une partie du corps, est venue se loger dans le voisinage de la peau, du côté opposé à l'entrée, de faire continuer, à l'arme, son trajet plutôt que de la retirer, à cause des barbelures dont elle est fréquemment ornée. Il sera bon aussi d'irriguer le trajet.

Plaies par armes empoisonnées.

Le traitement est identiquement le même que celui qu'il convient de suivre dans les cas de morsures de serpents, nous renvoyons donc le lecteur à ce que nous avons dit au sujet de ce dernier accident.

Fractures.

On appelle *fracture*, la brisure d'un os sous l'influence d'une cause violente quelconque (chute, coup, choc d'un projectile, etc.)

Symptômes des fractures.

Les *signes qui peuvent faire présumer une fracture* sont :

a) Douleur siégeant surtout au niveau de la fracture et augmentant par les mouvements ;

b) Impossibilité pour le blessé de soulever le membre ou de s'en servir.

Les *caractères certains d'une fracture* sont :

a) Mobilité anormale de la partie périphérique d'un membre ;

b) Crépitation ou craquement, causé par le frottement l'un contre l'autre des deux bouts de l'os brisé, quand on leur imprime des mouvements ;

c) Déformation du membre blessé qui est dévié au niveau de la fracture et souvent raccourci.

Une fracture divise un os en *fragments*; c'est le nom que l'on donne aux deux portions produites par la brisure. Ces fragments peuvent ne pas se déplacer l'un par rapport à l'autre, et le membre conserve alors sa forme naturelle ; ou bien, au contraire, subir des déplacements plus ou moins considérables et qui augmentent la gravité de la fracture.

Une fracture peut être *simple* ou *compliquée.*

Par *fracture compliquée*, on entend une fracture accompagnée de lésions externes, soit que la blessure provienne d'une cause extérieure telle qu'un projectile, soit qu'elle ait été occasionnée par la saillie à travers les chairs de l'un des fragments, très aigu, qui ait perforé les tissus.

La *fracture simple* n'est pas accompagnée de plaie.

Soins a donner en cas de fracture.

1° *Fracture sans déplacement.* — La première indication est d'*immobiliser* le membre pour maintenir les fragments dans cette bonne position.

A cet effet, on se sert d'appareils de fixation appelés *attelles* qui ne sont autres que des tuteurs ou soutiens du membre fracturé.

Il est bon que les attelles soient assez longues pour immobiliser les articulations voisines de la fracture; il faut donc qu'elles soient plus longues que l'os blessé.

Nous indiquons plus loin en quoi consistent les attelles et comment elles s'appliquent.

Si la fracture est compliquée, avant d'appliquer l'appareil fixateur il convient de laver soigneusement la plaie avec une solution antiseptique et de pratiquer le pansement comme il a été dit plus haut à l'article plaies.

On applique ensuite, par-dessus, l'appareil à fractures.

2° *Fracture avec, déplacement.* — Ce genre de fracture est dénoncé par la déformation plus ou moins considérable du membre. Dans ce cas, avant d'immobiliser, il convient de remettre les deux fragments dans leurs rapports normaux pour rendre, autant que possible, au membre sa forme normale.

Pour arriver à ce résultat on a recours à l'*extension* et à la *contre extension*, opérations qui se pratiquent de la manière suivante : un aide embrasse des deux mains la partie supérieure du membre qu'il maintient solidement, c'est la contre-extension, tandis qu'un autre aide exerce sur l'extrémité périphérique, sans secousses, des tractions tendant à rendre à la partie lésée sa forme normale. C'est l'extension.

Le raccourcissement, ou la déformation, est causé par une propriété spéciale des muscles, appelée tonicité qui les fait agir comme des élastiques, et amène le chevauchement des deux fragments l'un sur l'autre.

C'est donc par une traction exercée en sens inverse sur les deux fragments qu'on les ramènera à leur position normale. Cette action s'appelle la *réduction* d'une fracture.

En exerçant à l'endroit même où elle siège, pendant que les deux aides font l'extension et la contre-extension, quelques manipulations, on assure le contact parfait ou *coaptation*.

Pour soulever un membre fracturé il faut se servir des deux mains, l'une soutenant le fragment périphérique, l'autre le fragment attenant au corps. On évite ainsi de faire souffrir le blessé, de transformer une fracture sans déplacement en fracture avec déplacement, ou même, en fracture compliquée, par la saillie des fragments.

FRACTURES

Appareils de pansement des fractures.

Examinons à présent, d'une façon générale, en quoi consistent les appareils de pansement des fractures et comment on s'y prend pour les construire.

Il existe de multiples et fort beaux systèmes d'immobilisation des membres fracturés, qui ne sauraient trouver place dans cet ouvrage écrit spécialement au point de vue congolais et destiné à servir de guide à des non-médecins, éloignés de tout secours médical. Il est fort probable que ceux-ci n'auront pas, soit en expédition, soit dans leurs petits postes, le matériel nécessaire pour exécuter de semblables appareils; aussi, chercherons-nous à leur indiquer les moyens de se tirer d'affaire avec le peu qu'ils pourront avoir à leur disposition et avec les ressources du pays.

Le mode de pansement des fractures consiste, avons-nous dit, en :

a) *Tuteurs*, appelés *attelles*, destinés à soutenir le membre, à l'immobiliser et lui rendre la solidité et la rigidité qu'il avait perdues.

b) *Substances molles* (bandes, ouate ou bien morceaux d'étoffe, de flanelle, de couvertures), destinées à être interposées entre le membre et les attelles, afin de ne pas froisser la peau, par le contact de celles-ci et à rendre la pression, exercée par elles, plus uniforme et partant moins douloureuse.

Ce sont surtout les articulations qui doivent bien être garnies de cette enveloppe protectrice.

c) On se sert aussi de simples gouttières, également rembourrées, dans lesquelles vient reposer le membre lésé.

Attelles. — Les attelles affectent des formes très diverses :

1° Elles peuvent être de simples planchettes de bois que l'on applique autour du membre fracturé (fig. 49);

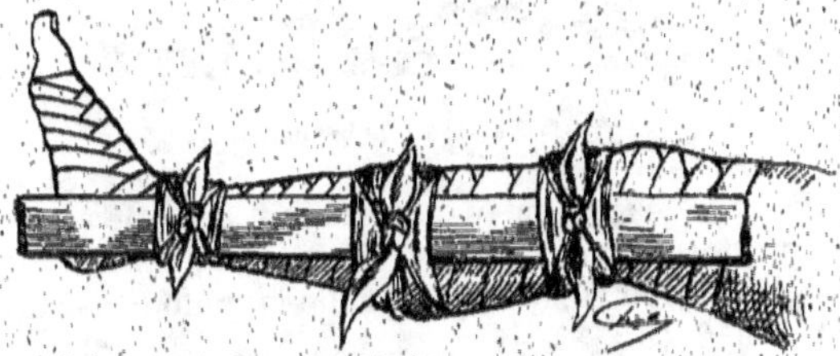

Fig. 49. Attelles en planches.

2° On peut aussi se servir de petites lattes en bois collées côte à côte sur de la toile ou sur du cuir, de manière à présenter l'aspect de certains napperons de table; semblable assemblage, rigide dans le sens de la longueur, est très flexible dans le sens de la largeur (fig. 50);

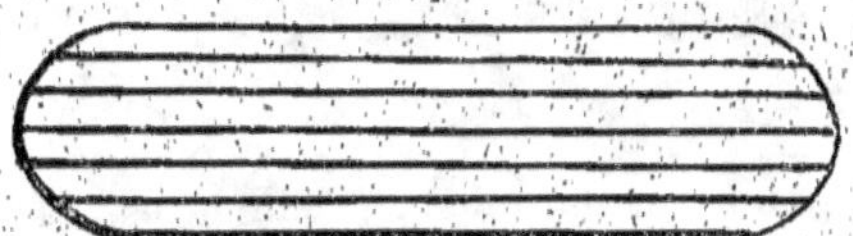

Fig. 50. Planchettes assemblées.

3° Au lieu de coller ces lattes sur de la toile on les coud parfois les unes à côté des autres entre deux pièces d'étoffe;

4° On pourrait se servir de certaines nattes indigènes, telles les nattes des Bangalas et des Wangatas, qui sont faites au moyen de longs et minces roseaux cousus côte à côte, ou les nattes du Sau-kourou dans lesquelles ces roseaux sont reliés entre eux et fixés par des ficelles indigènes formant par leur entrelacement des dessins très artistiques;

5° Ou bien faire confectionner des attelles en osier ou végétaux analogues par les indigènes, qui sont de forts adroits vanniers;

Avec les feuilles du palmier élaïs on pourrait faire construire des attelles d'après le type des « moutètes », dont ils se servent pour transporter certaines charges;

6° De minces branches d'arbres, réunies en faisceau (fig. 51), rempliront aussi utilement le rôle d'attelles en remplaçant les plan-

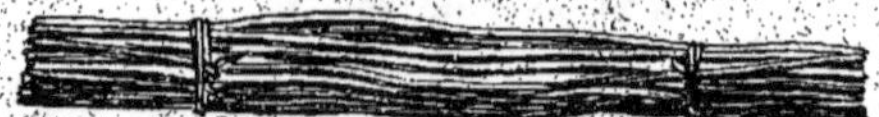

Fig. 51. Faisceau de branches.

chettes de la figure 49; ou mieux, en roulant deux de ces faisceaux dans les deux bords d'une pièce d'étoffe dont le plein est placé sous la partie blessée jusqu'au contact de celle-ci; autour de laquelle on les fixe solidement (fig. 52);

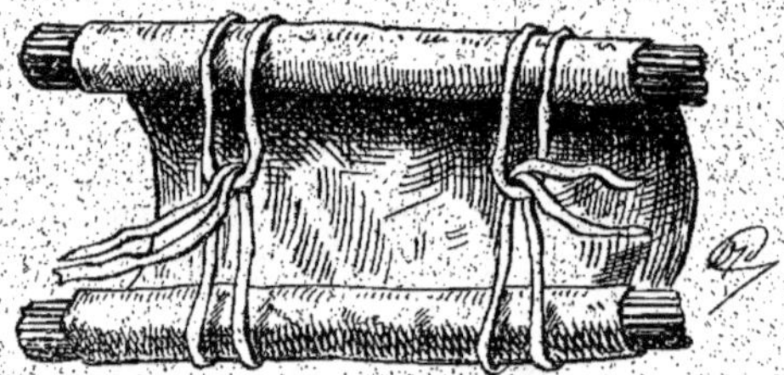

Fig. 52.

7° Les treillis en fer seront utilement employés à la confection d'attelles (fig. 53);

8° *On peut aussi se servir de l'écorce de certains arbres;*

9° Ou bien également de toutes sortes d'objets rigides, tels que barres de fer, sabres, baïonnettes, fusils, etc.

10° Le carton, que l'on emploie dans le même but, se découpe au moyen de forts ciseaux ou d'un couteau bien affilé, en suivant les contours tracés au préalable sur une feuille de cette substance.

Pour modeler les attelles en carton, c'est-à-dire pour leur donner la forme voulue, on les applique sur les membres nus d'un homme valide de la même taille et de la même corpulence que le patient.

On humecte d'abord le carton découpé au moyen d'une éponge ou bien en le trempant dans de l'eau tiède, on le malaxe légèrement pour l'incurver à peu près dans la forme voulue; puis on l'applique au moyen d'une bande roulée sur le membre du modèle; on conduit la bande en comprimant uniformément sur toute l'étendue de l'appareil.

Après une heure on enlève les attelles et on les dessèche en les exposant au soleil ou à la chaleur artificielle.

Pour rendre les attelles séchées imperméables et plus solides, on les imprègne d'une couche de vernis, d'huile de lin ou bien d'une solution de gomme copale dans de l'huile bouillante de palme, de

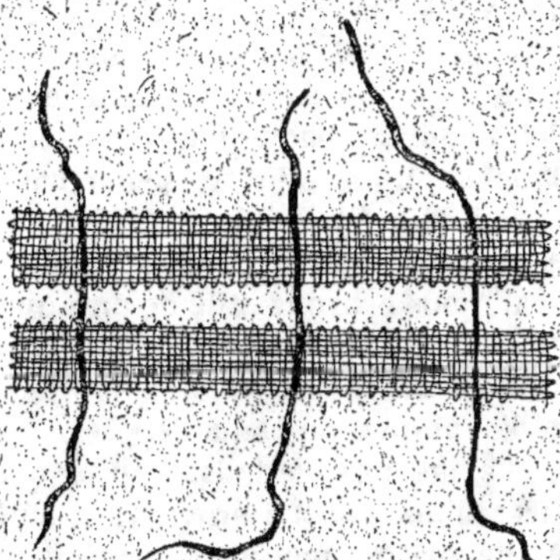

Fig. 53. Attelles en treillis de fer.

bambou ou d'arachides. Certaines résines que l'on recueille sur beaucoup d'arbres et de lianes du Congo pourront aussi, utilement, servir dans ce but ; il suffira de les liquéfier par la chaleur avant de les employer ;

11° On a cherché à rendre plus solides, plus homogènes, les appareils de fractures en enduisant les bandes fixatrices de certaines substances qui rendent les tours de bande adhérents entre eux de manière à former un tout solide.

Les substances les plus employées, en Europe, dans ce but, sont l'amidon et le plâtre.

Pour l'instant, au Congo, on ne peut songer à employer le plâtre qui y fait défaut, et il arrivera rarement aussi que l'on ait de l'amidon à sa disposition.

Mais ce dernier peut être facilement remplacé par la farine de manioc (très riche en amidon), par le vernis copal, et certaines résines qui, nous l'avons déjà dit, existent en masse dans la forêt.

Le manioc se prend en empois exactement comme l'amidon. On le délaie dans l'eau froide, puis on ajoute de l'eau chaude, jusqu'à former une masse de consistance semi-liquide.

Nous venons d'indiquer comment on se sert du vernis copal et des résines à propos de la construction des attelles modelées en carton.

Voici comment on applique ces appareils :

Après avoir enveloppé le membre lésé d'une couche protectrice au moyen d'une bande ou de toute autre substance molle, et fixé les attelles (de préférence attelles en carton si l'on en possède) par quelques tours de bande, on étale par-dessus une couche de vernis, d'empois ou de résine; puis, on enroule autour de l'appareil une nouvelle bande qu'on enduit à chaque tour d'une nouvelle couche, Par-dessus le tout on applique une troisième bande, destinée à protéger l'appareil pendant qu'il sèche.

Certaines grandes stations possédant du plâtre dans leur approvisionnement médical, nous croyons utile de dire quelques mots du bandage plâtré, tout en faisant remarquer que, ces stations étant généralement pourvues de médecin, les simples agents auront rarement l'occasion d'appliquer ce bandage.

L'appareil plâtré n'exige pas d'attelles; après avoir entouré le membre à immobiliser d'une couche protectrice, on l'enveloppe de bandes saupoudrées de plâtre, mouillées avant leur application; ensuite on étend par dessus une couche de plâtre gâché.

On obtient ainsi un appareil très solide, formant lui-même attelle, et qui a l'avantage, reproduisant exactement la forme du membre, de s'y appliquer parfaitement et de distribuer la compression d'une manière égale sur toute sa surface.

Traitement des fractures en particulier.

FRACTURES DU MEMBRE SUPÉRIEUR.

Fracture des os de la main. — Dans les cas de fracture de l'os d'une phalange ou d'un os de la main, il suffit d'appliquer la main *à plat, les doigts étendus* sur une planchette dépassant un peu les doigts et débordant le poignet de quelques centimètres. On fixe au moyen de quelques tours de bande. La main est ensuite passée dans une écharpe qui la soutient.

Fracture du corps des deux os de l'avant-bras. — Le principal danger dans les fractures des deux os de l'avant-bras, vers leur partie moyenne, c'est la soudure accidentelle des deux os entre eux, qui aurait pour conséquence la perte des mouvements de pronation et de supination.

La première indication à remplir consistera, par conséquent, à empêcher le rétrécissement de l'espace interosseux.

On y arrive par la coordination de deux moyens.

1° En plaçant l'avant-bras, au préalable fléchi à angle droit sur le bras (1) dans la supination, c'est-à-dire le petit doigt du côté du corps (dans la position fléchie, qui nous occupe la paume de la main regarde en haut), de cette manière le radius et le cubitus auront la plus grande distance possible entre eux sur toute leur longueur, tandis que, au contraire, dans la pronation (le pouce du côté du corps) les deux os s'entrecroisent vers leur moitié.

2° En plaçant à chacune des faces, dans l'espace interosseux, une compresse graduée, longue d'environ 4 à 5 centimètres, la partie la plus étroite de la compresse du côté du membre, et s'enfonçant comme un coin dans cet espace.

On applique ensuite sur la face dorsale une attelle embrassant le coude et le dos de la main et sur la face palmaire, une seconde attelle allant du pli du coude à la naissance des doigts.

La forme à donner aux attelles, au cas où l'on possédât du carton ou des écorces flexibles pouvant en tenir lieu est indiquée dans la figure ci-contre, qui a été déterminée par feu M. Merchie, ancien inspecteur général du service de santé de l'armée belge (fig. 54).

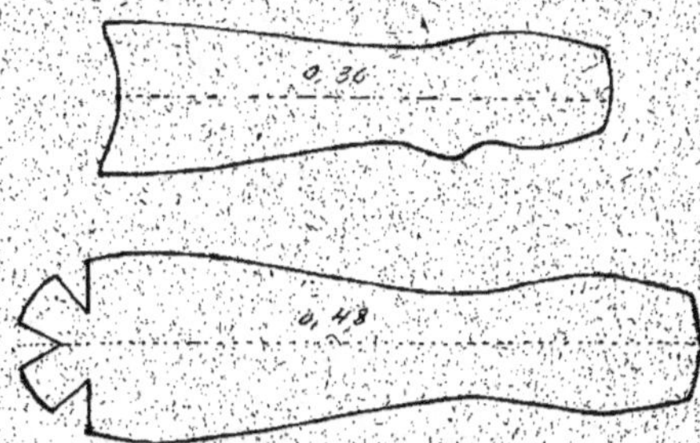

Fig. 54. Patron d'attelles de Merchie pour l'avant-bras.

Les règles ci-dessus énoncées doivent être également suivies dans l'application du bandage plâtré.

Fracture du corps d'un os de l'avant-bras. — On traite ce genre de

----

(1) Afin de pouvoir être placé dans une écharpe.

fracture de la même façon que celui de fracture des deux os, à cette différence près qu'on n'applique pas de compresses graduées, inutiles dans ce cas.

Fracture de l'extrémité inférieure du radius. — Dans les cas de chute violente sur la main, on rencontre fréquemment une fracture spéciale de l'extrémité inférieure du radius dite *en dos de fourchette*, ainsi nommée à cause de la saillie que forment, à la région dorsale du poignet, le segment inférieur de l'os brisé et les os du carpe avec lesquels il s'articule et qu'il entraîne dans sa déviation. Une dépression correspondante s'observe à la face palmaire du poignet (fig. 55).

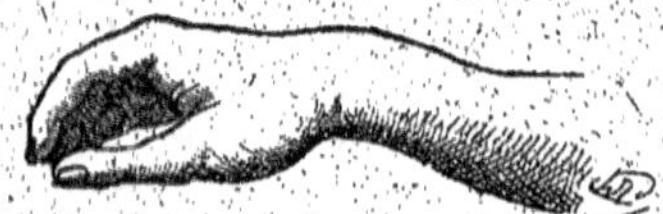

Fig. 55. Fracture de l'extrémité inférieure du radius (en dos de fourchette).

La main est le plus souvent alors déviée en dedans.

Après avoir enveloppé celle-ci et l'avant-bras de quelques tours de bande destinés à en prévenir l'engorgement, on place le membre dans une position intermédiaire entre la pronation et la supination, la paume de la main regardant vers le corps. (Dans cette fracture, la soudure du radius et du cubitus entre eux n'est plus à craindre.)

Une compresse graduée est placée transversalement sur la partie saillante de la face dorsale du poignet; une seconde compresse graduée est placée à la face palmaire au niveau de l'extrémité inférieure du segment supérieur de l'os brisé.

Deux planchettes en bois sont placées ensuite respectivement sur les faces dorsale et palmaire de l'avant-bras et de la main. Ces attelles doivent aller du pli du coude à la naissance des doigts et le tout est fixé par quelques tours de bande. Le poids de la main, dans la position décrite, suffit à en combattre la déviation.

Fracture du bras. — Une attelle externe embrassant l'épaule et descendant jusqu'au coude, et une attelle interne descendant au même niveau et ne montant que jusqu'au creux de l'aisselle, suffisent dans ce cas (fig. 56). Cependant, l'appareil devant être assez serré, il y a lieu d'entourer tout le membre à partir de la racine des doigts, d'un bandage roulé.

Dans le but d'immobiliser l'articulation de l'épaule et pour mieux fixer l'humérus, on se sert de la grande écharpe de Mayor (fig. 57).

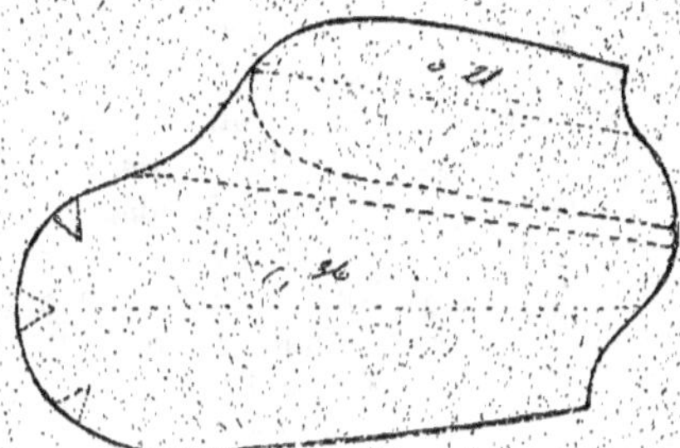

Fig. 56. Patron d'attelles de Merchie pour le bras.

Une pièce de linge, d'un peu plus d'un mètre de côté, à peu près carrée, est pliée en triangle, mais de façon à ce que les deux sommets ne se correspondent pas exactement.

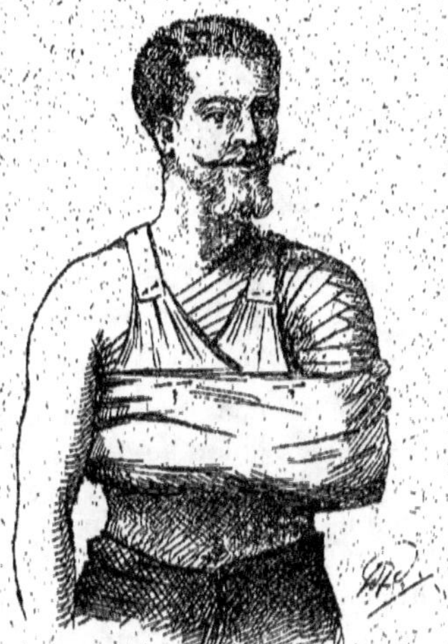

Fig. 57. Écharpe de Mayor.

L'avant-bras étant fléchi à angle droit sur le bras, la base du triangle est placée à la hauteur des tetons, par-dessus le membre et les deux bouts, embrassant l'un le coude et l'autre la main vont se réunir derrière le dos, où ils sont réunis au moyen d'un nœud.

Les deux sommets sont alors glissés de bas en haut entre l'avant-bras et le corps et vont passer, l'antérieur sur l'épaule saine, le postérieur sur l'épaule correspondante au membre blessé. Ces deux sommets n'étant pas assez longs, on les prolonge au moyen de bretelles construites avec des morceaux de bandes, par exemple, que l'on fixe ensuite à la partie postérieure du bandage.

Pour consolider la gouttière dans laquelle repose le membre on en fixe le bord (formé par la base du triangle) à la partie de l'écharpe en contact avec lui (sommets remontant en avant de la poitrine) soit par quelques épingles soit par quelques points de couture.

Fractures de la clavicule. — Pour traiter les fractures de la clavicule on se sert avantageusement de la grande écharpe de Mayor que nous venons de décrire, en la modifiant et la complétant comme suit :

1° Un coussin prismatique, à base supérieure (fig. 58) est placé

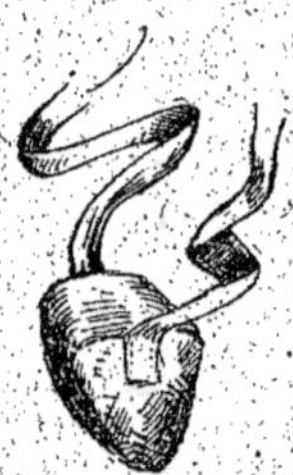

Fig. 58.

sous l'aisselle du côté malade. Ce coussin est muni de deux bandes qui permettent de le fixer en le nouant au-dessus de l'épaule saine, c'est-à-dire que les bandes embrassent le cou ; ce coussin a pour effet de porter le moignon de l'épaule en dehors.

2° Le coude est placé plus en avant et en dedans que dans l'écharpe de Mayor simple, mouvement qui a aussi pour effet de porter le moignon de l'épaule en dehors et en arrière.

Ce double mouvement remet dans une bonne position le fragment externe de l'os brisé que le poids de l'épaule et du bras ainsi que l'action des muscles qui s'y attachent avaient fait basculer.

Le fragment interne est lui aussi maintenu en place au moyen d'un coussin ou d'une compresse graduée sur laquelle vient passer le sommet du triangle de Mayer correspondant au côté malade.

Cet appareil fort simple et très supportable mérite d'être préféré à tous les autres infiniment plus compliqués et ne réalisant pas mieux que lui les indications à remplir dans les fractures de la clavicule.

FRACTURES DU MEMBRE INFÉRIEUR.

Fracture du pied. — Il suffit d'une planchette appliquée contre la plante du pied et fixée par quelques tours de bande.

Fracture du péronné. — Deux attelles, une externe et une interne, embrassant toutes deux le pied et remontant jusqu'aux 3/4 de la jambe (le tibia intact d'attelle).

Fracture du tibia ou des deux os de la jambe. — Les deux attelles doivent embrasser le pied et le genou (fig. 59).

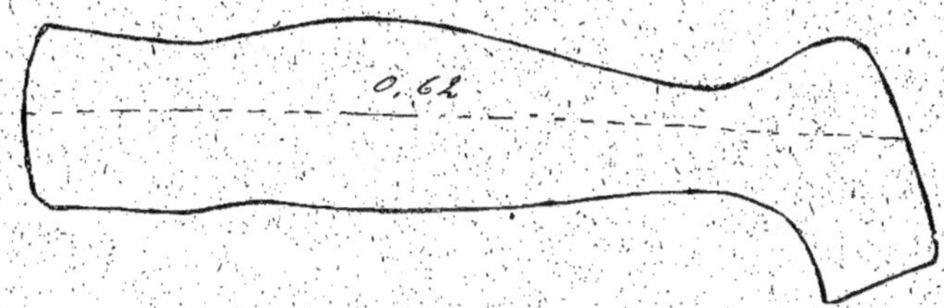

Fig. 59. Patron d'attelle de Merchie pour la jambe.

Souvent dans le cas de fracture des deux os il est nécessaire de redresser le membre qui ordinairement se dévie en dehors.

Pour opérer ce redressement, un premier aide saisit d'une main le pied préalablement déchaussé, appliquant les doigts sur la face dorsale et le pouce sur la face plantaire; il glisse l'autre main sous le talon qu'il empoigne en évitant autant que possible d'imprimer au membre blessé des secousses toujours douloureuses. Tirant alors avec prudence, principalement sur le talon, il ramène peu à peu le pied dans la direction de l'axe du membre, la pointe cependant un rien en dehors, et la plante faisant angle droit avec l'axe de la jambe. Les fractures donnent parfois lieu à des ankyloses, c'est-à-dire à des raideurs des articulations, consécutives à l'immobilisation forcée; et il importe que dans ce cas le membre soit dans la position où il sera le plus utile et le plus fréquemment employé.

Pour le maintenir dans cette position favorable on place de chaque côté, soit un sac de sable, soit une couverture roulée, qui en le calant, empêchent le poids du pied d'entraîner la jambe dans une position vicieuse (fig. 51).

On a également réalisé ce desideratum dans la boîte de Petit (fig. 60), formée de quatre parois retenues entre elles par des crochets et charnières, garnies de coussins de sable, de son ou d'ouate.

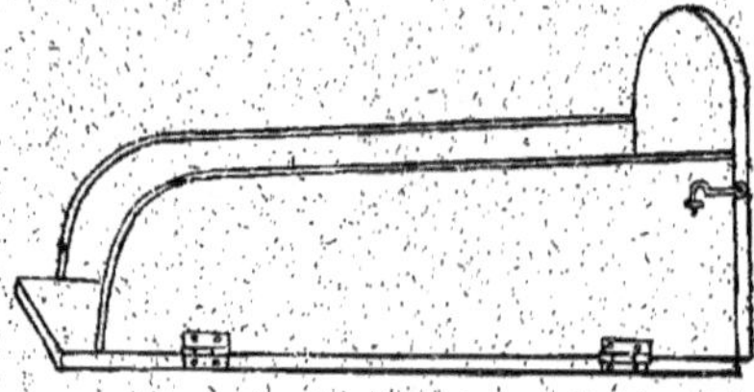

Fig. 60. Boîte de Petit.

Fracture de la cuisse. — La grande puissance des muscles de cette région a presque toujours pour conséquence un raccourcissement du membre. La coaptation une fois obtenue par l'extension et la contre-extension, il faudra, de plus, pour lutter contre l'action des muscles, opérer sur la partie périphérique du membre une *traction* continue la contre-balançant.

C'est là le grand but à remplir et qu'on a cherché à réaliser dans les divers appareils que nous allons décrire.

a) *Attelle Dessault-Liston.* (Fig. 61.)

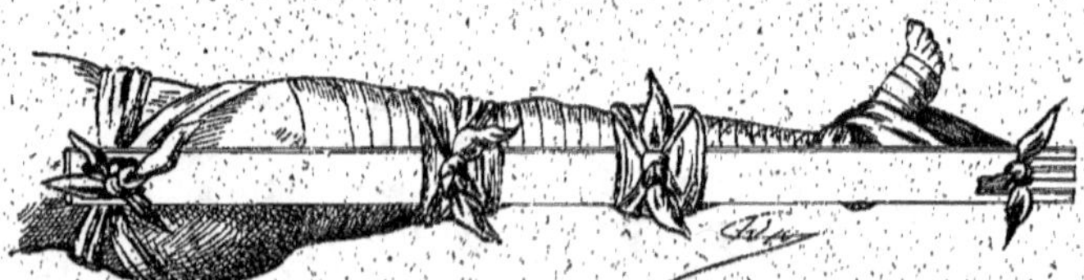

Fig. 61. Appareil Dessault-Liston.

Ce système est le moins complet des appareils à extension continue et de plus, n'est pas sans inconvénients; mais il est aisé à construire.

Il se compose d'une planchette d'une longueur telle, qu'elle déborde légèrement le pied d'une part et dépasse la hanche d'autre part.

Le pied est fixé par un mouchoir à l'extrémité inférieure de l'attelle, le plein du mouchoir roulé est placé sur le tendon d'Achille, les deux bouts, après s'être entrecroisés sur le cou de pied, passent par les échancrures de l'attelle et vont se nouer l'un à l'autre ; un second mouchoir passant sur le périnée sert à la contre-extension, tandis qu'un troisième, disposé en ceinture, maintient contre le tronc l'extrémité supérieure de l'attelle.

Un quatrième et un cinquième mouchoir immobilisent la jambe et la cuisse qui ont été au préalable enveloppées dans un bandage roulé, des coussinets d'ouate garantissent les parties saillantes en contact avec l'attelle, ainsi que le plancher périnéal (point d'appui du lien contre-extenseur).

L'extrémité supérieure est percée de deux ouvertures destinées à laisser passage aux chefs des liens contre-extenseurs. L'extrémité inférieure est pourvue de deux échancrures, dont l'inférieure est plus étendue que la supérieure ; ces échancrures donnent passage aux liens extenseurs.

b) Extension par l'anse de sparadrap de Crosby. — Une bande de sparadrap de 4 à 5 centimètres part de l'un des côtés de la cuisse à peu près à la hauteur du siège de la fracture, s'applique longitudinalement le long de la jambe. A la plante du pied, elle passe par deux encoches ménagées des deux côtés d'une petite planchette de bois pourvue d'un anneau à son centre et revient s'appliquer le long de l'autre côté de la jambe et de la cuisse jusqu'au niveau du siège de la fracture ; la planchette doit déborder légèrement les malléoles de chaque côté ; une seconde bande de sparadrap, large de 3 centimètres environ, contournant la jambe en spirale, maintient la première bien adhérente à la peau (fig. 62).

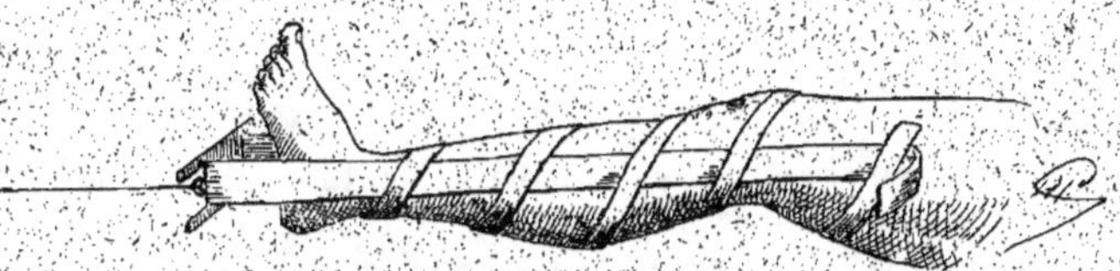

Fig. 62. Anse de Crosby.

Par-dessus le tout, on applique un bandage roulé et les extrémités de la bande de sparadrap sont rabattues sur le dernier tour de bande.

Pour empêcher le déplacement latéral des fragments osseux, la cuisse est ensuite comprise, soit entre deux attelles (une externe remontant jusqu'à la hanche qu'elle embrasse et une interne n'allant que jusqu'au pli de l'aine, soit entre quatre planchettes réunies entre elles par des courroies ou des mouchoirs.

Une ficelle fixée à l'anneau de la planchette de la plante du pied est munie à son autre extrémité d'un poids qui tire la jambe vers l'extrémité inférieure du lit.

Cette ficelle peut passer sur une poulie de transmission fixée sur le bord du lit, soit tout simplement dans une encoche ou à travers un trou ménagé dans le bois du lit.

Il faut toujours avoir soin de s'arranger de façon à ce que la traction s'opère dans la direction de l'axe de la jambe, sans cela celle-ci serait relevée par l'action du poids extenseur et la consolidation se ferait dans une position vicieuse.

La contre-extension se fait par le poids du corps du blessé en relevant la partie du lit correspondante aux extrémités inférieures du malade au moyen de blocs de bois placés sous les pieds de la couchette.

Mais si la jambe était abandonnée ainsi sans soutien, elle s'enfoncerait dans le matelas et l'action du poids serait annulée ou tout au moins considérablement amoindrie; d'autre part, le pied pourrait s'incliner de l'un ou de l'autre côté et causer ainsi une coaptation défectueuse.

Pour pallier à cet inconvénient, il suffit de fixer solidement à la partie postérieure du quart inférieur de la jambe une traverse en bois, qui repose sur le tranchant de deux bâtonnets prismatiques disposés sur le lit parallèlement au membre et réunis l'un à l'autre par des traverses (fig. 63).

Le glissement est ainsi rendu aisé et rien de l'action du poids extenseur n'est perdu.

c) Appareil en télescope de De Roubaix. — Cet appareil est un perfectionnement de celui que nous venons de décrire. Il comprend deux temps.

Premier temps. On entoure de circulaires en toile ou en coton que l'on serre modérément le pied, la jambe et le bas de la cuisse jusqu'au niveau de la fracture sans aucune interposition d'ouate. On recouvre d'une légère couche d'amidon ou autre fixatif.

Aux deux côtés du membre, partant du pied pour remonter au-dessus du genou on adapte une bande solide que l'on fixe au moyen d'amidon et de quelques tours de bande amidonnée. Cela fait, on la renverse de haut en bas jusqu'au-dessous du pied, toujours en l'enduisant de colle et en la fixant par des circulaires. Sous le pied chaque bande vient rencontrer celle de l'autre côté, avec laquelle elle se noue en formant une anse où viendra s'accrocher le poids extenseur.

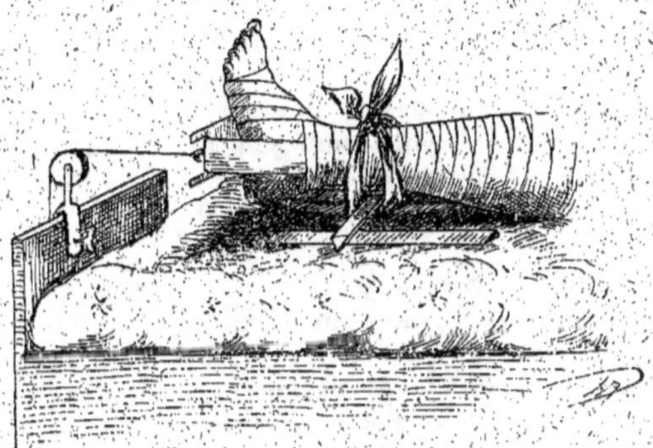

Fig. 63.

Le membre est ensuite entouré d'une nouvelle série de circulaires soigneusement collés.

On place ensuite le membre dans une boîte de Petit, dont la semelle est percée d'un trou destiné à laisser passer la corde extensive, cette boîte repose sur deux règles prismatiques parallèles qui permettent le glissement facile.

Latéralement la jambe est séparée des parois de la boîte par des coussins qui maintiennent le pied dans une bonne direction. En arrière le coussin sur lequel repose la jambe ne doit pas descendre plus bas que le tendon d'Achille afin que le talon, parfaitement libre, ne subisse aucune compression.

On laisse sécher ce premier appareil durant un jour. Le lendemain, pendant qu'un aide fait la contre-extension comme il a déjà été indiqué plus haut, on entoure la partie du bandage couvrant le genou d'une feuille de gutta-percha, de batiste de Billroth ou même simplement d'une feuille de papier.

Par-dessus, on enroule une bande partant du genou, recouvrant la cuisse et se terminant par un spica ou huit de chiffre dont une des branches embrasse la cuisse blessée, l'autre le bassin et qui viennent s'entre-croiser au devant du pli de l'aine; on colle légèrement ce nouvel appareil.

Comme pour le bandage précédent on embrasse ensuite la cuisse, soit au moyen de deux attelles en carton dont l'extérieure embrasse la hanche, soit au moyen de lamelles de bois, ou de zinc, et par dessus on applique un nouveau bandage roulé terminé comme le premier par un spica embrassant la cuisse et la hanche; le tout est ensuite soigneusement collé ou amidonné.

Puis on incise l'appareil de la cuisse à son extrémité antéro-inférieure jusqu'à 3 à 4 pouces au-dessus du genou.

De cette façon les deux parties distinctes qui constituent l'appareil peuvent glisser l'une sur l'autre, ce qui lui a valu son nom pittoresque de bandage en télescope, et la contre-extension peut se faire facilement.

Les deux lèvres de la partie incisée sont maintenues à l'écartement voulu par une ou deux cravates qui entourent la portion coupée du bandage et que l'on peut serrer à volonté.

Le poids extenseur, devant non pas exécuter lui-même l'extension, mais seulement la maintenir en l'état où on l'a portée, peut n'être pas très lourd; 2 à 6 kilog. suffisent ordinairement.

La contre-extension est obtenue par le poids du corps de la même façon que nous avons déjà décrite pour l'appareil précédent.

Tous les deux jours on répète l'extension *manuelle* jusqu'à ce que l'on soit sûr d'avoir obtenu la longueur normale du membre fracturé.

Double plan incliné (d'Esmarch). Cet appareil de fractures de la cuisse assez simple et relativement facile à improviser, mais qui ne vaut pas les appareils à extension continue est composé de trois planchettes reliées entre elles bout à bout par des charnières (celles-ci peuvent être remplacées par des morceaux de peau ou de cuir qui en tiennent parfaitement lieu; ce sont du reste les charnières des indigènes du Congo). Une de ces planchettes s'applique sur le lit et est munie à sa partie supérieure, vers son extrémité, libre de profondes rainures transversales; les deux autres planchettes sont repliées pour former toit au-dessus de la première, la troisième venant prendre appui dans les rainures de la première, ce qui permet d'augmenter ou de diminuer l'angle qu'elle forme avec la seconde.

La surface supérieure de ces deux planchettes est garnie de chaque côté de chevilles en bois qui retiennent et relèvent les bords du coussin ou de la couverture sur lesquels repose le membre.

La partie correspondante au talon est évidée pour éviter la compression.

Pour appuyer le pied on se sert de deux chevilles inférieures plus longues entre lesquelles sont disposées quelques tours de bande (fig. 64).

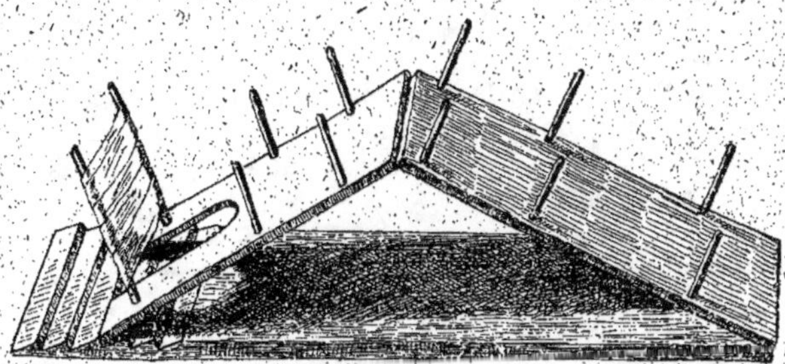

Fig. 64. Double plan incliné d'Esmarch.

Fractures des côtes et du sternum. — On obtient l'immobilité au moyen d'un bandage faisant le tour du corps (bandage de corps). Il n'y a pas lieu de faire usage d'attelles.

Fracture de la mâchoire inférieure. — On se sert de deux triangles pliés en cravate, l'un s'applique par son plein sur la partie antérieure du menton, tandis que les bouts se nouent derrière la nuque, l'autre est placé sous le menton et noué sur le sommet de la tête (fig. 65).

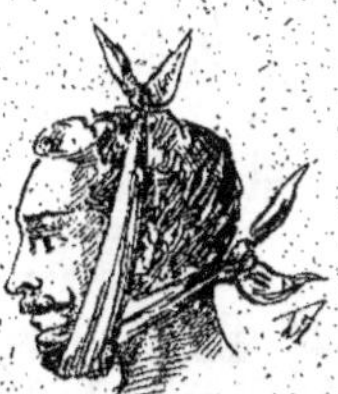

Fig. 65.

Fractures compliquées. — On ne peut, naturellement, dans ce cas, songer à envelopper entièrement le membre; il faut que l'on puisse atteindre aisément à la plaie pour lui donner aussi fréquemment qu'il est nécessaire, les soins qu'elle réclame et il faut que ces soins (lavages de la plaie, pansements, etc.) puissent se faire sans déranger l'appareil immobilisateur.

Dans ce but, on pratique dans celui-ci, au niveau de la blessure, une ouverture ou fenêtre qui permet l'accès de cette dernière.

On peut aussi se servir de gouttières, et c'est dans ce cas que celles-ci rendront les plus grands services et seront le plus utilement employées, quand les blessures siègent à la partie antérieure des membres.

La boîte de Petit est également un appareil très utile dans les cas de fracture compliquée de la jambe, avec plaie antérieure; car elle permet de laisser le membre entièrement à nu, tout en assurant une immobilisation suffisante.

Recommandations générales au sujet des appareils pour fractures. — Fréquemment, au début de l'application d'un appareil, surtout s'il a été appliqué peu de temps après l'accident, le blessé accuse de vives douleurs et se plaint de ne plus pouvoir supporter le bandage; cela annonce un gonflement du membre; on incise alors l'appareil dans toute sa longueur, puis au moyen de deux ou de trois liens, on le referme au degré voulu pour qu'il puisse être supporté par le patient. De même, au bout d'un certain temps, la compression exercée par l'appareil donne lieu à un dégorgement des parties gonflées et l'appareil ne sert plus suffisamment. Après l'avoir ouvert comme il est dit ci-dessus et avoir formé ainsi en quelque sorte deux valves, on introduit entre la peau et celle-ci la quantité d'ouate nécessaire et on referme ensuite l'appareil.

Il ne faut enlever les appareils qu'après que la consolidation des deux fragments est parfaite, ce qui exige au moins un mois.

Luxations

Nous avons vu qu'une articulation est formée par la réunion de deux ou de plusieurs os, reliés par des ligaments et protégée par un manchon fibreux formant la capsule articulaire.

Sous l'influence d'un choc, d'une chute, etc., l'un des os peut être déplacé violemment, rompre les ligaments et faire saillie à travers la capsule articulaire. C'est ce que l'on appelle *déboîtement* ou *luxation*.

C'est donc un changement de rapports entre les surfaces d'une articulation; c'est ce que le vulgaire appelle se démettre un membre.

Les signes des luxations sont : la douleur au niveau de la jointure, la déformation de celle-ci et l'impossibilité qu'éprouve le blessé d'imprimer au membre ses mouvements habituels.

L'indication à remplir consiste à ramener les surfaces articulaires dans leurs positions normales par des tractions méthodiques.

C'est la réduction d'une luxation.

Nous ne pouvons entrer ici dans tous les détails de la réduction des luxations, détails qui supposent chez le lecteur, une connaissance anatomique approfondie des rapports qu'ont entre elles les diverses surfaces articulaires.

La luxation une fois remise, il faut appliquer un bandage compressif pour maintenir les surfaces dans les positions qu'on leur a rendues.

Entorses et Foulures.

Cet accident est produit par les mêmes causes que les luxations, c'est-à-dire par l'exagération d'un des mouvements de l'articulation. Ce mouvement forcé a souvent pour conséquence la déchirure d'une partie des ligaments; mais contrairement à ce qui se passe dans la luxation, il n'y a jamais déboîtement; les os restent en place.

Les signes de l'entorse sont : une douleur plus ou moins vive au niveau de l'articulation, s'exagérant surtout par les mouvements, et un gonflement plus ou moins considérable de l'articulation elle-même.

Le meilleur traitement connu des entorses ou foulures est le *massage*. Disons, en passant, que beaucoup de nègres, surtout les Zanzibarites, les Arabes et les femmes qui ont été en contact avec ces derniers, connaissent et pratiquent fort bien le massage.

On masse en frottant avec la pulpe des pouces, alternativement l'un après l'autre, la partie malade, après l'avoir au préalable rasée et enduite d'un corps gras. Il faut toujours, quand on masse, aller de la périphérie vers le centre, c'est-à-dire des extrémités vers le corps, et suivre la direction des muscles et tendons.

Ces frictions, d'abord douces au point de n'être que de simples effleurements, doivent insensiblement augmenter de force et durer de 15 à 20 minutes; la rapidité de friction doit être de 100 par minute environ.

Après cela on badigeonne à la teinture d'iode et on applique un bandage ouaté compressif pour recommencer le lendemain.

On a recommandé aussi les bains d'eau froide.

Abcès. — Bubons (1). — Panaris.

Il faut toujours, dès que l'on constate la présence du pus, ouvrir pour lui laisser passage à l'extérieur. La présence du pus se constate par la fluctuation, c'est-à-dire qu'en appliquant les doigts des deux mains sur la partie suspecte et en pressant légèrement d'une main, on sent le liquide refluer contre les doigts de l'autre main.

L'incision doit se faire avec une lancette ou un scalpel passés au préalable dans une solution antiseptique (2) et il ne faut pas craindre d'inciser largement. Pour les panaris, l'incision doit se faire à la face palmaire des doigts et être conduite profondément.

Il faut aussi avoir d'abord soigneusement lavé et rasé la partie où se fera l'incision; pratiquer un nouveau lavage antiseptique avant d'appliquer le pansement, qui sera, pour les premiers jours, de préférence le pansement humide que l'on doit renouveler journellement.

Transport des blessés.

I. Blessures de guerre. — Il ne saurait être au Congo, question en cas de blessures reçues au feu, de poste de secours, de place de pansement, etc. Cette organisation du service de secours remarquable en pays civilisé, exposerait là-bas à de nombreux mécomptes, car ces postes, de par la nature des conflits et la manière de combattre des indigènes, seraient exposés grandement à tomber aux mains de l'ennemi.

Les secours au Congo seront donc donnés sur place, sur la ligne de feu même; les blessés doivent accompagner, sous peine d'une mort souvent terrible, la troupe dans sa marche en avant ou bien dans sa retraite. En effet, tout soldat ou officier tombant entre les mains des indigènes est perdu.

---

(1) Nous avons dit, à propos des sarnes, la fréquence des bubons ou abcès du pli de l'aine, dus à l'inflammation des ganglions qui siègent à cet endroit. On peut parfois réussir à empêcher cette inflammation de passer à suppuration, quand, dès la première douleur ressentie à cette région, on ordonne le repos absolu au lit, et on applique, à l'endroit malade, des cataplasmes fréquemment renouvelés de farine de lin, de riz ou même de chikwangue (pain de manioc) et badigeonnages à la teinture d'iode.

(2) Ne pas se servir de sublimé qui attaque les instruments, lui préférer l'acide phénique.

II. Blessures par accident. — Quant aux blessés par accident, en pays ami, la première indication à remplir, après un pansement provisoire, est de les transporter à un endroit où ils soient à l'abri du soleil et à proximité d'une source ou d'un ruisseau, car, n'oublions pas que tous les blessés, surtout ceux qui ont perdu assez bien de sang, souffrent beaucoup de la soif; d'autre part, l'eau sera presque toujours indispensable pour le pansement définitif.

Examinons d'abord les cas de blessures de guerre.

Avant d'entamer l'étude des moyens à employer dans le transport des blessés, il convient de diviser ceux-ci en deux classes :

1° Les hommes qui savent encore marcher;

2° Ceux que leurs blessures mettent hors d'état de se déplacer.

A. *Hommes en état de pouvoir marcher.* — a) Si la blessure est légère, après un pansement rapide, renvoyer le soldat au combat.

b) Dans les cas de blessures des membres supérieurs ou de blessures peu graves de la tête ou du tronc, un individu, quoique capable encore de se servir de ses jambes, peut être affaibli par la perte de sang ou toute autre cause, au point qu'il soit nécessaire de le soutenir; après un pansement provisoire, il pourra, dans ce cas, être conduit par un ou deux aides.

1° *Par un seul aide.* — En règle générale, l'aide doit se placer du côté opposé à la blessure lorsqu'elle siège aux membres supérieurs ou au tronc.

Il pourra soutenir le blessé de trois manières :

a) En lui donnant le bras.

b) En le soutenant au moyen d'un bras passé d'arrière en avant sous l'aisselle saine, tandis que de sa main restée libre il saisit la main du blessé correspondant au membre sain.

c) En passant un bras en arrière autour de la taille du patient, tandis que celui-ci entoure de son bras sain la nuque de celui qui lui vient en aide. La main du blessé après avoir passé derrière la tête du conducteur, vient pendre au devant de la poitrine de celui-ci et est alors saisie et fixée par ce dernier, au moyen de sa main restée libre.

2° *Par deux brancardiers.* — Deux aides peuvent conduire un blessé :

a) En le prenant de chaque côté par le bras.

b) En lui faisant prendre appui sur la nuque de chacun, le blessé entoure de ses bras les deux brancardiers placés de chaque côté.

c) Dans les cas de blessures très sérieuses (fracture, blessure grave de la tête, blessure articulaire, blessure d'artère, lésion interne) soit dans le cas de blessures des membres inférieurs, ou bien encore quand le blessé est en syncope, ou extrêmement affaibli, il est nécessaire de transporter le patient.

Le transport à bras d'homme nous paraît peu pratique dans les conditions où il devrait s'opérer, cette méthode ne permettant guère le transport à grande distance, le transport sur brancard, est bien préférable.

Si l'on n'a pas de brancard, on peut en improviser un ou bien avoir recours au transport en hamac.

Depuis quelque temps la Croix Rouge Congolaise a expédié au Congo, un certain nombre d'*ambulances volantes*, comprenant chacune entre autres :

3 tentes.

6 lits brancards.

6 hamacs pour noirs.

2 pharmacies portatives à médicaments en tabloïdes.

Une de ces ambulances fonctionne à l'expédition du Haut-Uellé (ancienne expédition Vankerkhoven).

Une autre est au Manyema (campagne arabe).

Une troisième a été expédiée au Katanga.

En plus un certain nombre de brancards ont été envoyés à diverses stations de l'Etat.

Outre cela, la Croix Rouge Congolaise a créé à Boma, 4 pavillons pour malades ; elle fournit des instruments de chirurgie et des médicaments au sanitorum de Lukungu et à la pharmacie de Léopoldville.

Nous ne pouvions parler des brancards de cette utile et dévouée association sans signaler en même temps les services qu'elle rend en Afrique et lui exprimer, au nom des malades par elle secourus, le témoignage de reconnaissance qu'elle mérite.

Le *brancard de la Croix Rouge Congolaise*, dû à M. l'inspecteur général du service de santé de l'armée belge, Dr Mullier, réunit toutes les qualités désirables de solidité, légèreté et facilité. Il constitue de plus un lit de camp de premier ordre, très pratique pour le Congo.

Ce brancard se compose de deux longerons en bois de frêne, réunis par deux traverses en fer articulées, ce qui permet de replier l'appareil suivant sa longueur.

Des deux côtés de la toile sont ménagés deux passants qui reçoivent une latte de frêne un rien plus longue que la toile; ces lattes viennent se loger dans une rainure ménagée dans la face supérieure des longerons.

Une série d'anneaux en cuivre embrassant à la fois des lattes et les longerons traversant la toile par des ouvertures ménagées à cet effet, et fixés à la face inférieure des longerons par des vis, terminent l'arrimage de l'appareil.

Un sac est ménagé à la partie correspondant à la tête et peut recevoir soit les vêtements du blessé, soit être bourré d'herbes et servir ainsi de coussin.

Quatre pieds en fer complètent ce brancard simple et pratique.

Brancards improvisés.

Quand pareils brancards font défaut il faut improviser des moyens de transport.

On peut, dans ce but, se servir de branchages entrelacés, soit de deux perches passées dans un sac à fond décousu, soit de deux perches réunies par des lianes entrecroisées, ou bien fixées aux quatre angles d'un manteau ou d'une couverture, le tout recouvert de paille ou d'herbes coupées. Pour augmenter la solidité de ces différents appareils, il est bon de fixer les hampes à l'écartement voulu par des traverses en bois.

Il faut toujours veiller à la solidité de ces appareils, car toute chute du blessé pourrait avoir des conséquences graves.

On peut encore construire un brancard au moyen de deux fusils, disposés parallèlement, et dont les bretelles allongées de toute leur longueur s'entre-croisent de manière à former une sorte de lit de sangle assez solide.

Les lits des indigènes de certaines régions (Equateur Bangala, Mongola, par exemple), construits en palmier bambou d'une solidité et d'une légèreté extrêmes, constituent d'excellents brancards improvisés.

Quant au *hamac*, c'est un appareil des plus simples à improviser; il suffit d'une perche et d'une couverture avec un bout de solide corde ou de liane.

Les deux côtés les plus étroits de la couverture sont plissés et noués de chaque côté dans la corde ou la liane qui se suspend aux extrémités de la perche. Une encoche ou bien une cheville en bois ou un clou empêche tout glissement qui pourrait se produire sous l'influence du poids du corps du blessé.

Relèvement des blessés.

Avant de toucher un blessé, il importe de bien se rendre compte du siège, de la nature et de la gravité de la lésion.

Il est assez difficile d'indiquer comment il convient de se comporter pour chaque cas particulier.

En général, il faut éviter autant que possible d'augmenter les souffrances du blessé ou d'aggraver ses blessures en froissant la région malade. Aussi faut-il toujours avoir soin de ne le saisir que par les parties saines.

Pour relever un blessé grave, deux brancardiers au moins, de préférence trois, sont indispensables. Ils se placent, un genou en terre, tous trois du côté opposé à la blessure et saisissent, l'un les membres inférieurs réunis, un autre le siège et le troisième la partie supérieure du tronc. Si le blessé est capable de s'aider, il entoure de ses bras la tête de ce troisième brancardier.

A un commandement donné, fait par le brancardier de tête, tous trois se relèvent lentement, ensemble, en soulevant le blessé.

Deux hommes vigoureux embrassant l'un le tronc, l'autre le bassin et les cuisses, peuvent suffire à relever un blessé; mais pour les fractures des membres inférieurs le nombre de trois aides est quasi indispensable, le brancardier placé au niveau de cette partie du corps la soutenant pendant que les deux autres opèrent le relèvement proprement dit.

Mise du blessé sur le brancard.

Disposer le brancard parallèlement au corps du blessé, *du côté de la blessure*, la tête du brancard correspondant à la tête du blessé; relever celui-ci comme il vient d'être décrit et le déposer tout doucement, au commandement, sur le brancard.

Si le nombre de brancardiers le permet, on peut glisser le brancard sous le blessé; mais, dans ce cas, il ne faut pas placer l'appareil à côté de ce dernier, mais dans l'axe de son corps, la tête du brancard correspondant aux pieds du blessé.

Position à donner au blessé suivant les parties atteintes. — En règle générale, placer le blessé dans une position aussi peu douloureuse que possible et telle qu'il puisse la conserver pendant toute la durée du transport; il faut donc que jamais le blessé ne soit couché sur la partie malade et il est nécessaire aussi de bien le caler, soit avec des effets d'équipements roulés, soit avec une couverture roulée, avec de la paille, etc.

Dans les cas de blessures des membres, du *thorax* et *dans les plaies longitudinales de l'abdomen,* le blessé sera couché sur le dos, la tête un peu relevée, les membres étendus.

En cas de plaie transversale de l'abdomen, le blessé sera couché sur le dos ou sur le côté, les cuisses maintenues fléchies sur le ventre, le haut du corps également fléchi, de manière à obtenir le rapprochement des deux lèvres de la plaie.

Dans les cas de plaie transversale du cou, la tête sera inclinée du côté de la blessure; *si la plaie est longitudinale,* la tête sera, au contraire, inclinée du côté opposé.

Si la blessure siège à la partie postérieure du corps (*nuque, dos, reins, fesses*) le blessé sera placé sur l'un des deux côtés; rarement il sera nécessaire de le coucher sur le ventre (*plaies très étendues des régions postérieures*).

Enfin, dans tous les cas, on aura soin de maintenir la partie blessée légèrement relevée, afin d'éviter l'afflux du sang dans la plaie.

Transport du brancard chargé.

Quand il n'y a aucun obstacle à franchir, deux hommes suffisent pour porter un brancard.

Autant que possible il faut les choisir de même taille, ou bien, dans le cas contraire, le plus petit se place du côté des pieds du patient, de façon à ce que jamais la tête ne soit placée plus bas que les pieds. C'est cette condition qu'on doit s'occuper à remplir quand il faut transporter des blessés à travers un pays accidenté.

Les brancardiers doivent se mettre en marche en partant chacun d'un pied opposé, c'est-à-dire que le pas est brisé; ils doivent marcher lentement, à petits pas réguliers et modérément cadencés.

En terrain horizontal, il faut transporter le patient les pieds en avant; quand on a une pente à gravir c'est la tête qui passe la première et en descendant, au contraire, la tête sera à l'arrière; de cette façon, le patient aura toujours la tête un peu plus élevée que les pieds.

Toutefois, on fera exception à cette règle pour les blessés atteints de fracture aux membres inférieurs, chez lesquels les pieds doivent toujours être plus élevés que la tête pour éviter que le poids du corps ne fasse chevaucher les fragments.

Dans une montée, le servant qui marche en tête se baisse autant que possible, tandis que celui qui est en arrière soulève les longerons pour conserver au brancard son horizontalité et empêcher le blessé de glisser ; aussi aura-t-on toujours soin de placer à l'arrière l'aide le plus grand et le plus fort.

Lorsque l'on rencontre un ruisseau ou un fossé, il faut toujours l'aborder perpendiculairement à sa direction ; en essayant de le franchir obliquement, on s'expose à des chutes.

Cette manœuvre exige trois personnes.

Le brancard ayant été déposé au bord du ruisseau, deux aides y descendent et se font face, laissant entre eux un espace correspondant à la largeur du brancard.

Celui-ci leur est passé par le troisième brancardier et est glissé lentement vers la berge opposée ; dès que celle-ci est atteinte, le troisième brancardier franchit l'obstacle et vient prendre l'avant du brancard qui continue à glisser jusqu'à ce que les pieds de derrière puissent être déposés sur la rive.

Quand il faut franchir un ruisseau assez large, la manœuvre exige quatre hommes et se pratique sensiblement de la même manière ; deux hommes descendent dans l'eau ; le brancard leur est glissé jusqu'à ce que les pieds de derrière viennent affleurer la berge ; les deux derniers brancardiers descendent alors à leur tour dans l'eau et marchent avec le brancard en le portant à l'épaule si la profondeur de l'eau l'exige. Arrivés à l'autre bord les pieds de devant sont déposés sur le sol ; les deux brancardiers de tête gravissent la berge et font glisser le brancard jusqu'à ce que les pieds de derrière puissent atteindre à la rive.

La manœuvre du hamac est la même que celle du brancard. Ce système est préféré par les noirs ; mais, pour le patient, le brancard est bien préférable.

BAGAGE MÉDICAL DU VOYAGEUR AU CONGO.

Récemment, une très heureuse innovation a été apportée par l'État du Congo, qui remet à chaque voyageur, partant pour l'Afrique, une petite pharmacie portative, pratique et commode, et qui renferme les médicaments d'absolue nécessité.

Ceux-ci sont presque tous en *tabloïdes*, c'est-à-dire comprimés.
Ce mode de préparation est hautement recommandable pour
l'Afrique. D'abord, il a l'avantage de mettre entre les mains de
celui qui est appelé à s'en servir, des médicaments tous dosés
d'avance; en second lieu, il fait gagner de la place; en troisième
lieu les médicaments comprimés sont d'une conservation plus facile
que les médicaments en poudre.

Ces pharmacies répondent admirablement à leur but qui est, non
de fournir au voyageur des médicaments pour tout son séjour,
mais simplement de suppléer à l'insuffisance possible des approvisionnements des stations et de parer aux surprises et accidents
de la route.

Elles renferment :

1. Sulfate de zinc ;
2. Antipyrine ;
3. Perchlorure de fer ;
4. Granules d'arséniate de soude ;
5. Sous-nitrate de bismuth ;
6. Laudanum ;
7. Acide phénique ;
8. Ammoniaque ;
9. Iodoforme ;
10. Pilules purgatives ;
11. Sublimé corrosif ;
12. Calomel ;
13. Sulfate de quinine ;
14. Ipéca ;
15. Teinture d'iode ;
16. Vésicatoire ;
17. Rigollots ;
18. Taffetas gommé ;
19. Seringue uréthrale ;
20. Cuiller en os ;
21. Compte-gouttes ;
22. Épingles de sûreté ;
23. Pinceaux ;
24. Un paquet de coton charpie au sublimé ;
25. Un paquet de gaze au sublimé ;
26. Bandes de gaze ;
27. Acide borique ;
28. Sulfate de cuivre.

On ne peut cependant prétendre, avec les exigences toujours croissantes de l'antiseptie moderne, renfermer dans un volume aussi restreint que celui de ces pharmacies portatives, une quantité d'objets de pansement suffisante.

Aussi n'y a-t-on mis que l'indispensable pour les premiers soins.

Nous conseillons vivement au voyageur d'emporter avec lui, en réserve, dans une boîte en fer-blanc :

1° Une dizaine de mètres de gaze antiseptique sublimée;

2° 500 grammes d'ouate hydrophile sublimée;

3° 2 mètres de batiste de Billroth pour pansements humides;

Cela lui viendra bien souvent à propos.

Il est inutile d'emporter des bandes, car on pourra en confectionner sur place avec des étoffes destinées à l'échange.

En fait d'instruments dont il est utile de se munir, nous conseillons :

1° Une trousse en cuir renfermant :

a) Du fil à suturer;

b) Des aiguilles à suturer;

c) Une pince à dissection;

d) Deux pinces de Péan;

e) Une lancette;

f) Un bistouri droit;

g) Un porte-nitrate;

h) Une paire de ciseaux.

2° Une seringue de Pravaz pour injections hypodermiques.

Les aiguilles en acier se détériorant très vite au Congo, par suite du haut degré hygrométrique de l'air, ce ne sera pas une dépense inutile que de prendre des aiguilles en platine irridié;

3° Un clyso anglais pour lavements.

N. B. Pour l'Afrique, il importe de n'avoir que des instruments de première qualité.

Nous nous sommes, jusqu'à présent, occupés de l'agent de l'État du Congo, recevant une pharmacie au moment du départ et qui, partout où il arrivera dans les postes de l'État, trouvera les médicaments qui lui seront nécessaires; mais il nous paraît nécessaire aussi d'envisager la situation du simple particulier se rendant au Congo et d'examiner quel est l'équipement médical qui lui convient.

Outre les instruments et objets de pansement que nous venons de signaler comme complément utile au bagage médical de l'agent officiel, la pharmacie du simple voyageur ou commerçant au Congo sera composée comme suit :

1. Acide phénique, 150 grammes ;
2. Comprimés de sublimé, 100 grammes ;
3. Iodoforme, 200 grammes ;
4. Sous-nitrate de bismuth, 150 grammes ;
5. Pilules purgatives, 100 pilules ;

Ces pilules, pour pouvoir se conserver, doivent être dragéifiées ou argentées.

6. Comprimés de gr. 0.25 chlorhydrate de quinine, 150 grammes.
7. Comprimés de gr. 0.50 d'acide borique, 100 grammes ;
8. Ammoniaque, 50 grammes ;
9. Comprimés de gr. 0.25 de poudre de Dower, 60 grammes ;
10. Baume du Pérou, 50 grammes ;
11. Comprimés d'Ipéca, 60 grammes ;
12. Permanganate de potassium, 30 grammes ;
13. Comprimés de gr. 0,01 chlorhydrate de morphine, 100 comprimés ;
14. Teinture de noix vomique, 30 grammes ;
15. Chloroforme, 30 grammes ;
16. Iodure de potasse, 30 grammes, en comprimés de 50 gr. ;
17. Laudanum, 30 grammes ;
18. Chlorate de potasse, 30 grammes, en comprimés de 50 gr. ;
19. Calomel, 30 grammes, en comprimés de 25 gr.
20. Crayons de sulfate de cuivre, 5 crayons ;
21. Crayons de nitrate d'argent, 5 crayons ;
22. Antipyrine, 50 grammes, en comprimés de 50 gr.

Nous croyons faire œuvre utile, en donnant, ci-après, un résumé des principaux emplois et des doses des médicaments les plus habituellement usités en Afrique :

Alun.

L'alun est peu soluble dans l'eau froide, il est mieux soluble dans l'eau chaude.

Inflammation de la gorge.

R. Alun, 2 grammes.
Laudanum, 10 gouttes.
Eau, 200 grammes.
Pour gargarismes. — Gargariser 5 à 6 fois par jour.
Blenorrhagies. — Même prescription que dessus, mais employée en injection.
Diarrhées. — Dose : 1 à 2 grammes, à l'intérieur.
Hémorragies. — 2 grammes en solution dans 100 grammes d'eau en applications externes.
Hémorragies passives. — 1 à 2 grammes à l'intérieur.
N. B. Pris à haute dose l'alun est un *poison.*
Le contrepoison de l'alun est le bicarbonate de soude.

Sous-nitrate de bismuth.

Gastrite avec renvois acides. — Digestion laborieuse.
R. Trois fois par jour un gramme.
Diarrhée. — R. 4 à 5 grammes de sous-nitrate de bismuth associé à 25 gouttes de laudanum.
Dyssenterie — C'est le médicament essentiel de la dysenterie, mais seulement quand sont survenues les ulcérations du gros intestin, ce qui est dénoncé par les selles purulentes et la présence de la *lavure de chair.*
Dans le début de la maladie nous conseillons de ne pas employer le bismuth et de s'en tenir à l'ipéca.
On prend de 4 à 8 grammes par jour.
Nous conseillons d'écraser les tabloïdes avant de les prendre. Le bismuth sera utile après que l'ipéca aura fait son effet, c'est-à-dire amené des selles féculentes.
Dose journalière : 4 à 5 grammes de bismuth associés à 25 gouttes de laudanum ou à 1 gramme de poudre de Dower.

Acide borique.

Inflammation de la gorge.

R. Acide borique, 3 grammes.
Eau, 100 grammes.
En gargarismes 5 à 6 fois par jour.

Aphtes et muguet. — Toucher au pinceau avec la même solution.

Eczéma. — Écraser 3 grammes d'acide borique avec 30 grammes de vaseline ou d'huile de palme, laquelle fait un excellent véhicule pour pommade.

N. B. — Pour dissoudre, employer l'eau chaude.

Calomel.

Purgatif des fièvres bilieuses graves.

Le calomel est le meilleur purgatif dans les cas de fièvre bilieuse grave avec ou sans accidents hématuriques.

Dose : 50 à 75 centigrammes, associé à Jalap, 1 gramme, ou rhubarbe en poudre, 4 grammes.

Précautions. — Il ne faut jamais répéter le médicament, car le calomel amènerait des accidents buccaux. De même ne jamais se servir de limonades acides le jour où on a pris du calomel, ni l'associer à un purgatif salin (sel anglais, par exemple).

Au sujet des accidents mercuriels buccaux, voyez plus loin l'article *Sublimé corrosif.*

Hépatite. — 25 centigrammes de calomel par jour constituent associés aux vésicants et rubéfiants, appliqués à l'extérieur, une bonne médication contre l'hépatite.

Vers intestinaux. — 50 centigrammes sont un bon vermifuge contre les ascarides et lombricoïdes.

Sulfate de zinc.

Empoisonnements. — 1 gramme dans 100 grammes d'eau chaude constitue un excellent vomitif.

Blenorrhagie (1). — Injecter cinq fois par jour avec :

R. Sulfate de zinc, 1 à 2 grammes.

Laudanum, 10 gouttes.

Eau, 100 grammes.

---

(1) Lorsqu'on pratique des injections, pour se guérir de la blenorrhagie, il faut avoir soin d'uriner chaque fois avant de faire l'injection. On ne s'expose pas, en prenant cette précaution, à rejeter dans la vessie des parcelles de pus blenorrhagique qui pourraient amener une cystite c. o. d. une inflammation de cet organe.

Il est indispensable aussi, en cas de blenorrhagie, de porter un suspensoir, pour éviter les orchites.

Conjonctivites. — Laver l'œil avec la même prescription.
N. B. Le sulfate de zinc est un *poison*.
Le *contrepoison* est le bicarbonate de soude.

Poudre de Dower.

Calmant. — 50 centigrammes à 1 gramme par jour.
Bronchite. — 50 centigrammes à 1 gramme par jour.
Dysenterie. — 50 centigrammes à 1 gramme par jour dans la dysenterie en voie de guérison; en même temps donner 4 à 5 grammes de bismuth.
Poison. — Les *contrepoisons* sont le marc de café et le café fort.

Antipyrine.

Migraine. — 50 centigrammes à la fois.
Rhumatisme articulaire aigu. — 5 grammes par jour, dissous dans 200 grammes d'eau. A prendre par cuillerées à soupe.
Antithermique. — Ce médicament est utile dans les fièvres, quand la période descendante tarde à apparaître; mais il est, à notre avis, insuffisant à combattre les pyrexies très élevées. Il faut alors avoir recours aux affusions froides. Dose : 1 à 2 grammes à la fois, aller jusque 5 et 6 grammes, s'il le faut.
Fièvre continue. — L'antipyrine est un des meilleurs remèdes contre ces fièvres, rares il est vrai où la température reste pendant plusieurs jours, avec fort peu d'oscillations entre 38° et 39°5. Dose : 1 à 2 grammes, soir et matin.
N. B. L'antipyrine peut produire des éruptions cutanées; alors il faut en suspendre l'emploi.

Chlorate de potasse.

Inflammation de la gorge.

R. Chlorate de potasse, 4 à 5 grammes.
Eau, 200 grammes.
Laudanum, 10 gouttes.
En gargarisme 5 à 6 fois par jour.
Empoisonnement mercuriel. — Chlorate de potasse 2 à 4 grammes par jour à l'intérieur.
En même temps gargariser 5 à 6 fois par jour.

N. B. Le chlorate de potasse se dissout dans l'eau chaude. Écrasez les tabloïdes.

Pilules d'arséniate de soude à un milligramme.

Anémie. — Employez les pilules de la manière suivante :

1ᵉʳ jour. Prenez 1 pilule le matin					1 le soir.
2ᵉ	»	»	1	»	1 à midi 1 »
3ᵉ	»	»	1	»	1 » 2 »
4ᵉ	»	»	1	»	2 » 2 »
5ᵉ	»	»	2	»	2 » 2 »
6ᵉ	»	»	2	»	2 » 3 »
7ᵉ	»	»	2	»	3 » 3 »
8ᵉ	»	»	2	»	2 » 3 »
9ᵉ	»	»	2	»	2 » 2 »
10ᵉ	»	»	1	»	2 » 2 »
11ᵉ	»	»	1	»	1 » 2 »
12ᵉ	»	»	1	»	1 » 1 »
13ᵉ	»	»	1	»	pas » 1 »
14ᵉ	»	»	pas	»	pas » 1 »

Ne reprendre ce traitement qu'après 15 jours de repos.

Le même traitement combat efficacement les *éruptions cutanées* si fréquentes dans les pays chauds.

Poison.

Contrepoison de l'arsenic.

1° Provoquer les vomissements, soit par titillation du gosier avec une barbe de plume, soit en administrant 2 grammes de sulfate de zinc, soit en donnant 1 à 2 grammes d'ipéca; puis donner une grande quantité d'eau chaude ou d'eau salée pour laver l'estomac;

2° Donner à volonté du fer dyalisé. On obtiendra celui-ci en précipitant du perchlorure de fer au moyen de bicarbonate de soude et en filtrant à travers un mouchoir. Donner ce médicament dans l'eau chaude;

3° Magnésie en abondance;

4° Huile ordinaire à dose considérable et souvent répétée;

5° Stimulants si l'on constate qu'il y a prostration, tendance au coma.

Pilules antibilieuses purgatives.

Utiles, mais insuffisantes dans les cas graves.
Dose : 2 à 3 pilules.

Poudre de santoline.

Vermifuge. — Contre les ascarides et lombricoïdes.
Dose : 30 centigrammes, par 10 centigrammes à la fois, associés à un purgatif.

Vaseline.

Sert de véhicule pour confectionner différentes pommades.
Bon contre les brûlures.

Perles d'éther.

1 à 5 perles d'éther dans les *douleurs spasmodiques et douleurs hépatiques*. (Douleurs au foie.)
L'injection sous-cutanée d'une seringue de Pravaz d'éther à la région précordiale a souvent sauvé des situations désespérées.

Iodoforme.

Blessures. — Appliqué soit en poudre soit en pommade.

Onguent de zinc.

Insuffisant contre les *sarnes* de grandes dimensions, mais excellent contre l'*eczéma* et les *petites sarnes*.

Ipéca.

Expectorant, Vomitif, Antidyssentérique.

1° *Expectorant*. — Dans les bronchites.
Divisez un gramme en 10 paquets à prendre d'heure en heure.
2° *Vomitif*. — Dose : 1 à 2 grammes ; faciliter l'action par un peu d'eau chaude.
Dans ces conditions il est utile dans certaines fièvres bilieuses simples.

3° *Antidysentérique.* — Prenez 4 à 8 grammes ; réduisez-les en poudre ; jetez dessus 3 verres à vin d'eau chaude, laissez digérer pendant 12 heures. Passez, décantez et buvez à petits coups. Le lendemain passez même quantité d'eau chaude sur le marc qui peut ainsi durer pendant 5 jours.

Il sera utile, pour empêcher les vomissements de prendre 25 gouttes de laudanum ou un centigramme de morphine une demi-heure avant l'ipéca.

Cette manière d'administrer l'ipéca, s'appelle la *méthode Brési-lienne.*

On peut aussi écraser 2 grammes d'ipéca et les diviser en 12 paquets à prendre d'heure en heure en un jour. Ces deux traitements sont les meilleurs dans les débuts d'une dyssenterie.

Dès que les selles sont redevenues féculentes, l'ipéca a donné tout ce qu'il peut donner et on ne peut lui demander davantage.

Pilules de podophylline.

Purgatif. — Bon purgatif antibilieux, par conséquent très utile dans les fièvres de nature bilieuse. Dose : 2 à 3 pilules.

N. B. Ce médicament doit être pris à jeun.

Sulfate de quinine (*voir fièvres*).

Ce médicament est d'une importance telle que nous jugeons indispensable de lui consacrer un chapitre spécial.

C'est le médicament par excellence pour combattre les accès malariaux. Nous allons voir maintenant quand et comment et à quelles doses il doit être employé.

1° Faut-il recommander l'absorption journalière d'une petite dose de quinine comme préservatif de la fièvre ?

A cela nous répondons non ; nous croyons le procédé inutile et même nuisible, car l'usage continuel de quinine détériore l'estomac ; et l'on sait le grand retentissement des fièvres africaines sur le tube digestif ; de plus, il y a action néfaste sur les fonctions du rein ; d'autre part, la quinine n'agit qu'à la condition d'être prise au moment propice ; et les accès exigent, pour être combattus efficacement, des doses beaucoup trop élevées pour espérer de pouvoir les supporter journalièrement.

Toutefois on parviendra souvent à arrêter un accès de fièvre en absorbant une dose de quinine, quand on sent la fièvre venir, ce que, après un court séjour, on apprend rapidement.

Il sera bon aussi de prendre de la quinine pendant quelques jours au début d'un séjour dans un pays malarial; après un passage à travers des marécages, ou encore après une grande fatigue, aussi, chaque fois que l'on change d'habitat.

2° La fièvre venue, quand faut-il prendre la quinine? Il ne faut pas prendre la quinine pendant la période ascendante, il faut toujours la prendre à la période descendante. Or, celle-ci a commencé à l'apparition de la transpiration.

Donc le malade prendra la quinine quand et dès qu'il transpirera.

3° A quelles doses faut-il prendre la quinine?

La quinine se prend à la dose de 1 à 4 grammes par jour; mais nous tenons à faire remarquer qu'à dose très élevée le sulfate de quinine peut amener de la surdité, déterminer de la céphalalgie et même donner la mort.

4° Comment faut-il donner la quinine?

A. Dans les fièvres peu graves, un gramme peut suffire; si, après une première dose le malade sent réapparaître la fièvre, il prendra une nouvelle dose et continuera à prendre cinquante centigrammes tous les jours, pendant une semaine, 2 heures environ avant celle où se produisaient les premiers accès.

B. Dans la fièvre intermittente, un gramme à un gramme et demi 2 heures avant l'accès.

C. Dans les cas de fièvre grave, bilieuse, pernicieuse ou hématurique. Généralement il y aura des vomissements, qui empêcheront l'absorption par la bouche et l'on aura recours à la méthode hypodermique que nous allons exposer plus loin.

Toutefois, si l'on n'avait pas de seringue de Pravaz, on pourrait favoriser l'absorption de la quinine en la dissolvant au préalable, mais il faudra prendre au moins 2 grammes à la fois que l'on pourrait donner en lavement.

La potion suivante peut combattre les vomissements :

D. Chlorhydrate de cocaïne, 50 centigrammes.

Cognac, 50 grammes.

Eau, 50 grammes.

A prendre par cuillerées à thé, 1 à 2, avant de prendre la quinine, 1 ou 2 après; mais comme les vomissements sont souvent favorables ne pas abuser de ce moyen, dangereux du reste.

Injection hypodermique de quinine.

Ce système de médication a été souvent combattu à cause des accidents consécutifs à l'injection. Cependant, il est hors de doute que c'est la médication par excellence contre les accès graves pernicieux ou hémoglobinuriques des fièvres bilieuses.

Les accidents consécutifs pourront être évités très facilement en prenant les précautions que nous allons indiquer :

a) Bien s'assurer de la propreté de l'instrument, le laver à l'eau bouillante.

b) Dans la quantité d'eau correspondant à 3 ou 4 seringues de Pravaz placée dans un tube à réaction, faire dissoudre par ébullition cinquante centigrammes à un gramme de quinine.

c) Avoir soin d'expulser, avant d'injecter, tout l'air que pourrait contenir la seringue; pour cela relever l'appareil, la pointe de l'aiguille en l'air, battre le corps de pompe d'un léger coup avec la pulpe du doigt, ce qui amène les bulles à la partie supérieure.

En poussant alors légèrement sur le piston l'air sortira et on sera prévenu de sa disparition complète par l'apparition d'une goutte de liquide au sommet de l'aiguille.

d) Se servir d'une aiguille d'assez fort calibre.

e) Pour enfoncer l'aiguille, prendre la peau entre deux doigts, de façon à la soulever un peu, la faire rouler entre les doigts pour vous assurer qu'on n'a pas pris du muscle; enfoncer l'aiguille parallèlement au membre; s'assurer en imprimant quelques mouvements à l'aiguille que l'on est bien dans le tissu sous-cutané.

f) La première seringuée injectée, laisser l'aiguille à demeure, retirer le corps de l'instrument, le remplir à nouveau, chasser l'air comme en (*c*), l'adapter à l'aiguille et injecter; ainsi de suite jusqu'à épuisement du liquide qui ne doit pas dépasser 4 seringuées.

g) Après avoir massé la partie où l'injection a été faite, la peindre à la teinture d'iode, idem le soir, idem le lendemain.

Lavement de quinine. — On peut aussi donner la quinine en lavement. Comme ce lavement doit être retenu, il est utile que l'eau soit tiède et que la quantité injectée ne dépasse pas 30 à 60 grammes d'eau renfermant 2 grammes de quinine.

Pilules de Blaud.

Ce sont des pilules à base ferrugineuse, excellentes contre l'anémie. Dose : 3 à 6 par jour et même davantage.

Pilules d'acétate de morphine à 1 centigramme.

Insomnie. — Dose maxima : 5 pilules ; dose ordinaire : 2 pilules.

Diarrhée rebelle. — Dissolvez 5 pilules dans 150 grammes d'eau ; ajoutez teinture de noix vomique 15 gouttes et 1 ou 2 morceaux de sucre.

Par cuillerées à café d'heure en heure.

N. B. — *Poison violent.*

Contrepoison. — Marc de café et café fort après avoir provoqué les vomissements. Injection sous-cutanée de 3 milligrammes de sulfate d'atropine.

Salycilate de soude.

Rhumatisme articulaire aigu. — R. Salycilate de soude, 4 à 5 gr. Eau, 200 grammes, à prendre par cuillerées à soupe, le tout en un our.

Sous-acétate de plomb liquide.

Usage externe. — Souvent employé contre les brûlures, contusions, inflammation du prépuce, etc., en solution dans l'eau à la dose d'une bonne cuillerée à café pour un litre d'eau ; cette solution porte le nom d'eau blanche.

Dyssenterie. — L'eau blanche en lavement peut être utile dans la dysenterie.

Conjonctivite. — En lotions sur l'œil.

Blenorrhagie. — Excellent en injection, surtout associé au sulfate de zinc.

R. Sulfate de zinc : 1 gramme.

Acétate de plomb liquide : 5 gouttes.

Laudanum : 10 gouttes.

Eau : 100 grammes.

Tabloïdes de sublimé corrosif.

Synonymes : Bichlorure ou deutochlorure de mercure.

Usage externe. — Pansement des plaies, lavages, pansements humides.

Dose : 1 tabloïde par litre (1 gramme).

Remarque. — Il faut avoir soin de ne pas se servir de sublimé sans, au préalable, s'être dépouillé des objets en or que l'on pourrait porter. Ceux-ci seraient irrémédiablement gâtés.

Poux de la tête et du pubis. — A la même dose, les lavages au sublimé font disparaître le parasite.

Ophtalmie. — *Blepharite* (œil chassieux) et *ophtalmie syphilitique.*

R. Sublimé : 1/2 tabloïde (1/2 gramme).

Eau : 1 litre.

Laudanum : 50 gouttes.

1 à 3 gouttes 3 à 4 fois par jour dans l'œil.

Usage interne. — *Syphilis.* — Liqueur Van Swieten.

R. Sublimé : 1 tabloïde (1 gramme).

Alcool ou cognac : 100 grammes.

Eau : 900 grammes.

A prendre au début 1 cuiller à café par jour ; au bout de 15 jours 1 1/2 cuiller à café et au bout de 15 autres jours 2 cuillers à café ; continuer pendant 4 mois.

A partir du deuxième mois, c'est-à-dire du moment où l'on prend 2 cuillerées de sublimé, prendre tous les jours un gramme d'iodure de potassium. Le cinquième mois supprimer le sublimé. Le sixième mois supprimer l'iodure et reprendre une cuillerée de sublimé par jour. Les septième et huitième mois supprimer le sublimé et prendre l'iodure.

Le bichlorure de mercure est un *poison* violent à la dose de un à deux décigrammes.

C'est, de plus, un *caustique* énergique.

L'empoisonnement mercuriel est caractérisé principalement par les manifestations buccales. Des aphtes se produisent au palais, sur la langue, la muqueuse des joues, etc., en même temps il y a salivation continue visqueuse à goût et à odeur infecte ; l'haleine pue et le patient éprouve de violents maux de tête.

Aussitôt que dans un traitement soit externe, soit interne, par les mercuriaux (bichlorure, calomel, onguent mercuriel par exemple) ces phénomènes font leur apparition, il faut suspendre le traitement et avoir recours aux contrepoisons.

Contrepoisons. — Eau albumineuse (battre un blanc d'œuf dans l'eau) et surtout chlorate de potasse pris à l'intérieur à la dose de 2 à 4 grammes par jour.

En même temps contre les aphtes de la bouche gargariser avec :

R. Térébenthine : 10 grammes.

Gomme arabique : 50 grammes.

Eau : 250 grammes.

Ou R. Alun : 2 grammes.
Eau : 200 grammes.
Ou R. Permanganate de potasse : 1 gramme.
Eau : 500 grammes.

Ammoniaque.

Usage externe ; asphyxie, perte de connaissance. — On fait respirer de l'ammoniaque au patient.

Morsures d'insectes, piqûres d'abeilles. — On applique sur la partie atteinte des compresses ammoniacales.

Morsures de serpents. — Appliquer une ligature, au moyen d'une ficelle, entre le cœur et la partie atteinte. Faire au moyen d'une seringue de Pravaz avec parties égales d'eau et d'ammoniaque, une ou plusieurs injections profondes autour de la morsure.

Cautériser la plaie après l'avoir débridée, soit au moyen du fer rouge, soit au moyen de poudre que vous enflammerez, soit au moyen de quelques gouttes d'acide phénique pur.

La cautérisation par nitrate d'argent est insuffisante.

Appliquer par-dessus un pansement humide.

Le même moyen est bon contre les *flèches empoisonnées.*

Vésicatoire ammoniacal. — On prend un petit objet formant capsule (verre à liqueur, à vin, etc.), on la remplit d'ammoniaque, on ferme au moyen d'une carte ; on renverse l'appareil, on le dispose sur le lieu de l'ampoule à produire, puis on soustrait la carte, en continuant d'appliquer la capsule.

L'épiderme se soulève au bout de 5 minutes.

Poison.

Contrepoison. — Vinaigre dilué dans de l'eau. Blanc d'œuf battu dans de l'eau. Lait. Huile d'olive.

Permanganate de potassium.

Usage externe. — Même usage que l'acide phénique. Surtout utile quand il y a suppuration odorante. Dose : 2 à 3 grammes pour 1000.

Blennorragie. — Même dose en injections (25 centigrammes pour 200 d'eau).

Piqûres de serpents. — Flèches empoisonnées. — Traiter comme avec l'ammoniaque. La solution à injecter par la seringue de Pravaz est de 1 gramme pour cent.

Gargarisme. — A la dose de 2 grammes pour 1000 en gargarisme dans la stomatite mercurielle.

Teinture de noix vomique.

Tonique. — La teinture de noix vomique est un bon agent tonique, à la dose de 5 gouttes par jour. C'est aussi un excitant de l'appétit.

Diarrhées. — R. Teinture de noix vomique, 10 à 15 gouttes

Acétate de morphine, 5 centigrammes.

Eau, 200 grammes.

Par cuillerées à café d'heure en heure.

Dyspepsie. — R. Teinture de noix vomique, 5 gouttes.

Essence de menthe, 2 gouttes.

Sous-nitrate de bismuth, 3 grammes.

Eau, 200 grammes.

Une cuillerée à soupe avant le repas.

Agiter avant de vous en servir.

N. B. La teinture de noix vomique est un *poison violent* par la strychine qu'elle contient. Contrepoison : Vomitif, etc.

R. Iodure de potassium, 1 gramme.

Teinture d'iode, 10 gouttes.

Eau, 200 grammes.

R. Bromure de potassium associé au chloral, 10 grammes de bromure pour 2 grammes de chloral.

Kermès minéral.

Bronchites. — Dose : 25 centigrammes à dissoudre dans 100 grammes d'eau et prendre par cuillerée à soupe.

Poison. — *Contrepoison :* acide tannique ou tannin, 2 grammes répétés aussi souvent qu'ils sont rejetés. Marc de café et café fort.

Nitrate d'argent.

A haute dose le nitrate d'argent est un *poison* corrosif très actif.

Synonyme. — Pierre infernale.

Usage externe. — En caustique sur les plaies de mauvaise nature. Pour réprimer les chairs fongueuses, aviver les plaies atoniques.

En solution, c'est un excellent agent contre l'inflammation des membranes muqueuses.

Inflammations chroniques de la gorge. — On touche avec un pinceau imbibé de la solution.

R. Nitrate d'argent, 1 gramme.
Eau, 30 grammes.
Plaques muqueuses. — Toucher avec la même solution.
Blénhorragie — Nitrate d'argent, 1 à 2 grammes.
Eau, 500 grammes.
Ophtalmies, Conjonctivites. — R. Nitrate d'argent, 5 centigrammes.
Eau, 10 grammes.
Laisser tomber deux gouttes dans l'œil malade, matin et soir.
Usage interne. — Le nitrate d'argent n'est guère employé à l'intérieur, en Afrique.
Poison. — Contrepoison. Eau salée en quantité. Huile d'olives.

Sulfate de cuivre.

Synonymes. — Pierre céleste ou pierre divine. Dose maxima : 1 décigramme en une fois.
Usage interne. — Vomitif énergique. Dose : 1 décigramme ; pas davantage, dans 1 ou 2 cuillerées d'eau tiède.
Usage externe. — Comme caustique idem que nitrate d'argent.
Ophtalmies. — *Conjonctivites.*
R. Sulfate de cuivre, 40 centigrammes ;
Eau distillée, 100 grammes.
Deux gouttes dans l'œil malade, matin et soir.

Vésicatoire liquide.

Il suffit de peindre avec cette composition la partie où l'on désire obtenir une vésication.

Laudanum.

Calmant. — Tant à l'intérieur qu'à l'extérieur.
Usage interne. — De 20 à 60 gouttes pour calmer les coliques, calmer les douleurs, procurer le sommeil.
Usage externe. — En application sur les parties douloureuses ou bien encore mêlée à des pommades, collyres, etc., pour diminuer la douleur qu'occasionne leur application.
Poison.
Contrepoison. — Marc de café et café fort.

Chlorodyne.

Cette préparation qui s'emploie à la même dose que le laudanum est préférable pour procurer le calme, le sommeil et contre les coliques.

Poison.

Contrepoison. — Marc de café et café fort.

Onguent gris ou mercuriel.

Utile contre les *parasites*, utile aussi contre les *engorgements ganglionnaires;* mais il faut se défier de son emploi trop fréquent, les applications externes de mercure pouvant, comme l'emploi des mercuriaux à l'intérieur, déterminer l'intoxication mercurielle.

Iodure de potassium.

Contre les accidents tertiaires de la syphilis, les *intoxications plombiques, mercurielles,* les *paraplégies (paralysies nerveuses),* l'*asthme,* l'*albuminerie,* les *maladies des voix lacrymales.*

Dose : 1 à 5 grammes en solution aqueuse.

L'iodure de potassium à 1 gramme par jour est encore bon contre les *engorgements ganglionnaires,* uni aux applications extérieures de pommade d'iodure de potassium ioduré.

R. Iodure de potassium, 5 grammes.

Teinture d'iode, 10 gouttes.

Vaseline, 30 grammes.

Empoisonnements. — Dans la plupart des cas d'*empoisonnement par les végétaux :*

Donner un vomitif et puis :

R. Iodure de potassium, 1 gramme.

Teinture d'iode, 10 gouttes.

Eau, 200 grammes.

Syphilis. — Voir bichlorure de mercure.

Pneumonie. — Dose : 1 gramme par jour.

Teinture d'iode.

En applications externes contre les douleurs rhumatismales, les entorses, foulures, efforts musculaires; en badigeonnages sur la poitrine dans les bronchites, etc.

Liqueur de Fowler.

Comme l'arséniate de soude.
Manière de prendre le médicament :

1er jour	2 gouttes.
2ᵉ »	4 »
3ᵉ »	6 »
4ᵉ »	8 »
5ᵉ »	10 »
6ᵉ »	12 »
7ᵉ »	14 »
8ᵉ »	16 »
9ᵉ »	14 »
10ᵉ »	12 »
11ᵉ »	10 »
12ᵉ »	8 »
13ᵉ »	6 »
14ᵉ »	4 »
15ᵉ »	2 »

Arrêtez pendant 15 jours et recommencer.
Poison. — Voyez arséniate de soude.

Collodion.

Pour les *petites blessures*.

Huile de ricin.

Purgatif. — Dose : 30 grammes à 60 grammes.

Sel anglais.

Purgatif. — Dose : 30 grammes à 40 grammes.

Acide phénique.

Pansements. — Dose : 25 grammes pour 1,000 d'eau.
Dysenterie. — L'acide phénique a été vanté dans la dysenterie, nous la croyons très utile en lavements.
Dose pour un lavement :
R. Acide phénique, 1 gramme.
Eau, 150 grammes.

Surtout dans la période où les selles sont fétides et purulentes, 2 lavements par jour.

On peut le prendre aussi à l'intérieur à la même dose (avoir soin de mêler soigneusement) dans la dysenterie, la variole, la fièvre typhoïde, par cuillerées, dès le début; continuer pendant 8 à 10 jours.

Chloroforme.

D'après de récentes expériences que nous avons pu personnellement vérifier, l'eau chloroformée serait le médicament de la *diarrhée tropicale, dite de Cochinchine*.

On prépare l'eau chloroformée en agitant vivement pendant quelques minutes une cuillère à thé de chloroforme dans 100 grammes d'eau. On laisse reposer et on décante.

Ajouter 150 grammes d'eau à la solution et boire en un jour par cuillerées.

Acide tartrique et bicarbonate de soude.

Servent à faire l'eau gazeuse.

On prend 15 grammes d'acide tartrique dont on fait douze paquets et 25 grammes de bicarbonate de soude dont on fait également douze paquets. Mettez un paquet acide dans un grand verre d'eau; ajoutez un paquet de bicarbonate; agitez et buvez de suite pendant l'effervescence.

Baume du Pérou.

Excellent, contre les sarnes et l'eczéma : s'emploie en onguent dans de la vaseline ou de l'huile de palme :

 R. Vaseline, 30 grammes.

 Acide borique, 3 grammes.

 Sulfate de cuivre pulvérisé, 20 centigrammes.

 Sous-nitrate de bismuth, 4 grammes.

 Baume du Pérou, 2 grammes.

Contre la gale :

 R. Vaseline, 100 grammes.

 Sous-carbonate de potasse, 10 grammes.

 Soufre, 20 grammes.

 Baume du Pérou : 5 à 10 grammes.

TABLE DES MATIERES

TROISIÈME PARTIE. — *Chirurgie pratique au Congo.*